JN250725

「健康からの医学」を求めて

——農村医学から予防医学へ——

小山和作

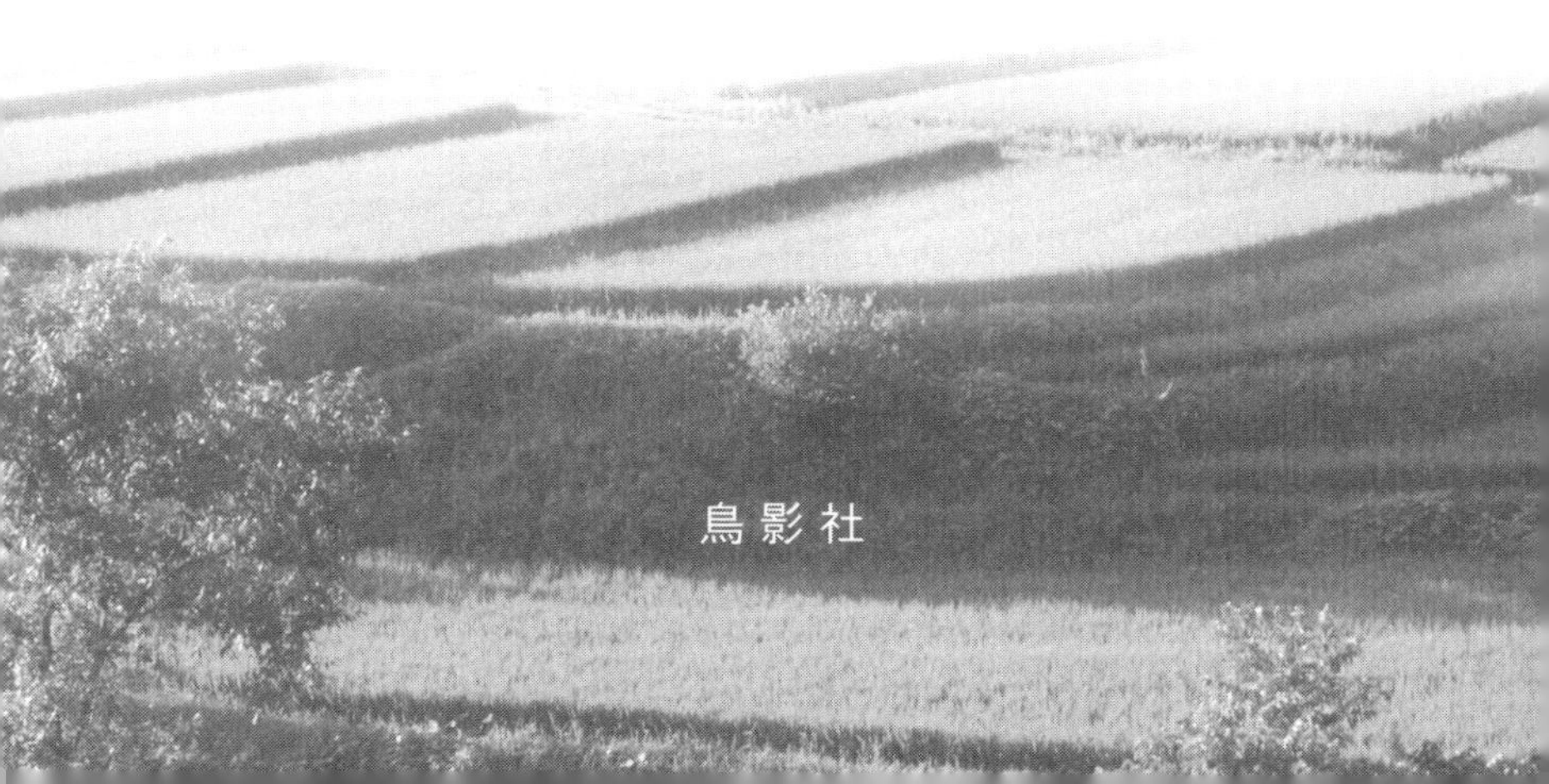

鳥影社

まえがき

人は働く動物である。人はこの世に生を受けた時から他の人たちとかかわりながら生きていく。人類は発祥の時以来、自然発生的に社会を創ってきた。人間社会は次第に成長し、複雑に人間関係を作ることになる。そこでは全ての人はその社会の中で役割がある。役割を果たすことが「働く」ということである。人がそこに存在すること自体他人とのかかわりがあるはずである。その働く行為が他人やその人間社会に役立ち必要とされるものは高く評価されていき、そうでないものは次第に衰退していく。

人は生きるためには食べなければならない。人類の歴史は食べるものを求めて地球上に生息の場を広げ、狩猟だけでなくやがて食物を育てることを覚えて定着し、自分たちの世界を作ってきた。それが集落となり、物の流通が生まれ、国ができた。

産業革命によって一挙に働く環境は変わっていくことになる。働くことは労働といわれ、産業となった。

日本民族は本来農耕民族である。日本人の殆どがルーツを訊ねると農民である。私自身この世に生を受けてから、自分で意識して働くことに関わったのは「農」であった。農業という感覚でなく、「農」という暮らしの中にいた。昔の言い方で「百姓さん」である。

子供の時に、畑を耕し、草を刈り、牛を育て、大地と共に日々の暮らしをする中で、知らず知らずのうちに私の細胞の隅々に「百姓」の血が染みついたのであろう。私の「医」の原点に農村医学があったのは至極当然のことであった。

ただ、私が医師となった時代背景はというと、戦後やがて始まった朝鮮戦争、そして昭和三十九年の東京オリンピック、ベトナム戦争、これらは日本企業に大きな景気をもたらした。それが高度経済成長になっていくのだが、反面、農村は都会への労働力供給地と化した。

また、世界経済分業論が幅を利かせた。資源の少ない日本は材料を輸入して高度な技術力で製品化しそれを高く売る。一方狭い国土で人手による零細農業でアメリカや豪州に勝てるわけがない、安い農産物を輸入すればいい、という理屈だったと思う。そのことは如実に日本農業無用論となる。しかし、食糧が国の防衛戦略物資であるという点で自給率を伸ばそうと掛け声はあったが今日未だに自給率は先進国の中では最低である。そうしている間に農村は急速に疲弊し離農離村が相次ぎ過疎化していった。

そういった世情ゆえに、私が農村医学を志そうとしたとき、私の周辺からは「もう農村の時代ではないよ」「農村医学はすでに時代錯誤だよ」などというアドバイスが多かった。しかし、私の農村医学への想いは次第に固まり、自ずとなるべくしてなったと言える。

何事もそうであるように、半世紀という時の流れは様々な風に吹かれて軌道を修正していったと言える。しかし、基本は「働く」人への医学であり、単に疾病の診断と治療ではなく、「働く」ためのより健康な体、それには健全な暮らし（生活）と環境が必要である。農村医学はやがて産業保健へ、そして予防医学へと進化していった。これは私の五十年の軌跡であるが、日本の医療の方向を示すものでもあったと信じている。

この本は、日本文化厚生農業協同組合連合会が発行する月刊誌「文化連情報」に二〇一五年四月から二〇一七年三月までの二年間二十四回にわたって連載したものを、お勧めがあって今回一冊の本にまとめたものである。

その時のタイトルは「農村医学は世直し運動！～私の歩んできた道」というもので、従って、この本のベースは農村医学であり、そこから必然的に芽生え広がった予防医学への道を私の歩みという形で書き下ろした次第である。

拙い私の半生を読者の皆様に披露することは恥ずかしいことであり、恐縮至極である。予防医学の発展に少しでも貢献できることであるとすればと考え厚顔無恥を承知で勇気を奮って書き上げた。

この本のキーワードを挙げるとすれば、「働く者の医学、農村医学、予防医学」といえる。当然のことながら根本に流れるものは「いのち」への尊厳と畏敬、愛とヒューマニズムの精神である。いやそうありたいと願い続けてこれからも生きたいと考えている。

二〇一七年夏

八十五歳の誕生日を前に

小山和作

「健康からの医学」を求めて

――農村医学から予防医学へ――

目次

第一章　農村医学は世直し運動

――私の歩んできた道――

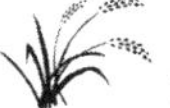

❶ 目の当りに見た差別

私は大学医学部を卒業して、何のためらいもなく、そのまま大学病院でインターン、一年後の国家試験を終えると、内科の教室に入局、医師として見習いではあるが患者を受け持ち、オーベン（先輩の医師）の指導を受けながら診療にあたった。

何年かたった頃のことである。すでにその頃、どうも納得のいかない矛盾を感じることがあった。

それは、患者によって診療内容が違うのである。患者の属している健康保険（医療保険）による違いである。

わが国の健康保険は戦後、全国民に普及し世界に誇る皆保険制度となった（表1）。とはいっても、保険の種類によって給付される金額が大きく異なっていた。例え

表１　わが国の国民健康保険制度の変遷

昭和13年 1月	厚生省発足
7月	国民健康保険法施行……日本特有の地域保険 保険者は組合単位で設立、但し設立も加入も任意
昭和23年	保険組合から市町村の公営、被保険者は強制加入制
昭和26年	国民健康保険税の創設
昭和36年	国民皆保険体制の確立
昭和38年	国民健康保険の世帯主自己負担を50%から30%に
昭和43年	国民健康保険の世帯主以外も自己負担30%に
昭和48年	健康保険家族の自己負担30%に
昭和59年	健康保険本人の自己負担0%から10%に
平成15年	健康保険の負担割合一律30%に

ば、公務員の共済保険や会社・企業の組合健保の本人は全額健保からの給付、従って本人の負担はゼロであった。それに対して、農民や零細事業主が入る国民保険の場合は五割の自己負担。この差は大きい。

それで我々担当医師は、入院してくる患者の保険が何かと先ず聞く。共済や健保本人なら、お金の心配は考えずにどんどん検査や治療が出来た。国保なら最低限の診療となる。

そうはいっても、大学病院は診断が難しい病気が多いので様々な検査をせねばならないし、治療の内容も濃くなる。それで、入院が長期になり支払いが難しそうな患者に対しては、話し合って〝学用患者〟となってもらうのである。話し合いというのは、「もしお亡くなりになったら解剖をさせていただきます」という条件を付けるのである。〝学用患者〟になると治療費はタダになったのである。

●健康保険が違うだけで

さて、私の入局した内科の教室は伝統的に血液学を専門にし、教授はわが国屈指の血液学の権威であった。従って、患者も血液病の方が多かった。

その時、私が受け持った患者は「再生不良性貧血」という頑固な貧血を患っていた。四十代の公務員男性。小学生の子どもが二人。病気は長期戦である。そして、実はもう一人患者を受け持つことになった。しかも、年恰好も家族構成もほとんど変わらない、病名も同じ、病気の程度もほとんど変わらない。ただ一つだけ大きな違いがあった。職業である。この人は農業。従って、当然健康保険が違う。二人部屋で、この二人の患者を同時に診ることになった。

忘れもしない、このことが私の人生に大きな転機をもたらすことになったのである。

二人は病気の内容も予後についても十分に承知していた。わたしは同じように接し、同じような治療をした。ところが、時が経つごとに、次第に変化が見られるようになってきた。

公務員の方をAさん、農家の方をBさんと呼ぼう。Aさんの方は、治癒が難しいこの病気も幸いに少しずつ明るさが見えてきた。なのに、Bさんの方はそうはいかなかった。同じように治療をしているのに何故だ？　しばらくたってその疑問は解けた。

Aさんのベッドサイドには、その当時やっと出たという小型のテレビが、そして小型の冷蔵庫が運び込まれていた。日曜日になると子ども達の賑やかな笑い声が響く。お父さんは子ども達にお小遣いをあげ、笑顔が絶えない。

それに比べ、Bさんのベッドサイドは寂しい。子ども達も滅多に来ない。奥さんもパートの仕事で忙しく、昼間は顔を出せない。夜になって、面会時間はとっくに過ぎているのにやってきて、「いいですか？」と言うので、いつも特別許可を出していた。

奥さんはBさんの耳元でボソボソと話をしている。

恐らく、

「お金の蓄えもなくなりました。子ども達の学校に持っていく給食費もないし、修学旅行の費用も出せません」

「もうこんな体では農業は出来ん。あそこの田圃も畑も売ろう」

そんな会話が交わされたのではないだろうか。

やがて、明暗がはっきりした。

Ａさんはほぼ快癒して、退院の日が来た。明るい雰囲気をそのままに、帰りにはなんと新しい車を買って帰っていった。

一方、Ｂさんは財産をなくし生活保護を受けることになって、退院せざるをえないことになった。生活保護では、大学病院で治療できないので、治療が可能な病院に転院することになった。病気は癒えないままの退院である。


私は、Ｂさんの転院先への依頼状を書きながら考えた。この両者の差は何だ。

Ａさんは公務員。休職になっても収入はある。傷病手当金というのは給与の全額ではないが七割ぐらいは出る。それに入院費の負担はゼロ。それどころか、当時は入院時の病院給食費も入院費に含まれるので無料。家にいても食費はかかるのに、その分浮く。同僚達との付き合いもいらない。従って子どもにお小遣いもやれるし、テレビも冷蔵庫も車も買えた。

Ｂさんは逆である。元々給料はない。働いた分だけが収入である。それも、農業は季節もの。春に田植えをしてなければ、秋に稲刈りはない。収穫がないと収入はない。自分が出来なければ、人手を頼んで田植えをしたり、稲刈りをしなくてはならない。給料を貰うどころか、他人を雇い給金を払わなくてはならない。病院の入院費の他に支出が増える。

それで、奥さんはパートの仕事をする。子ども達の面倒も見れない。入院していてお金の心配をせねばならぬ。暗い。ストレスは病気の回復を妨げる。生活保護に落ち込んだこの家族の将来はどうなったのだろうか。

図１　熊本県内無医地区分布図

総数
160ヶ所
全国平均　60数ヶ所
（昭和44年7月現在）（熊本県衛生部資料より）

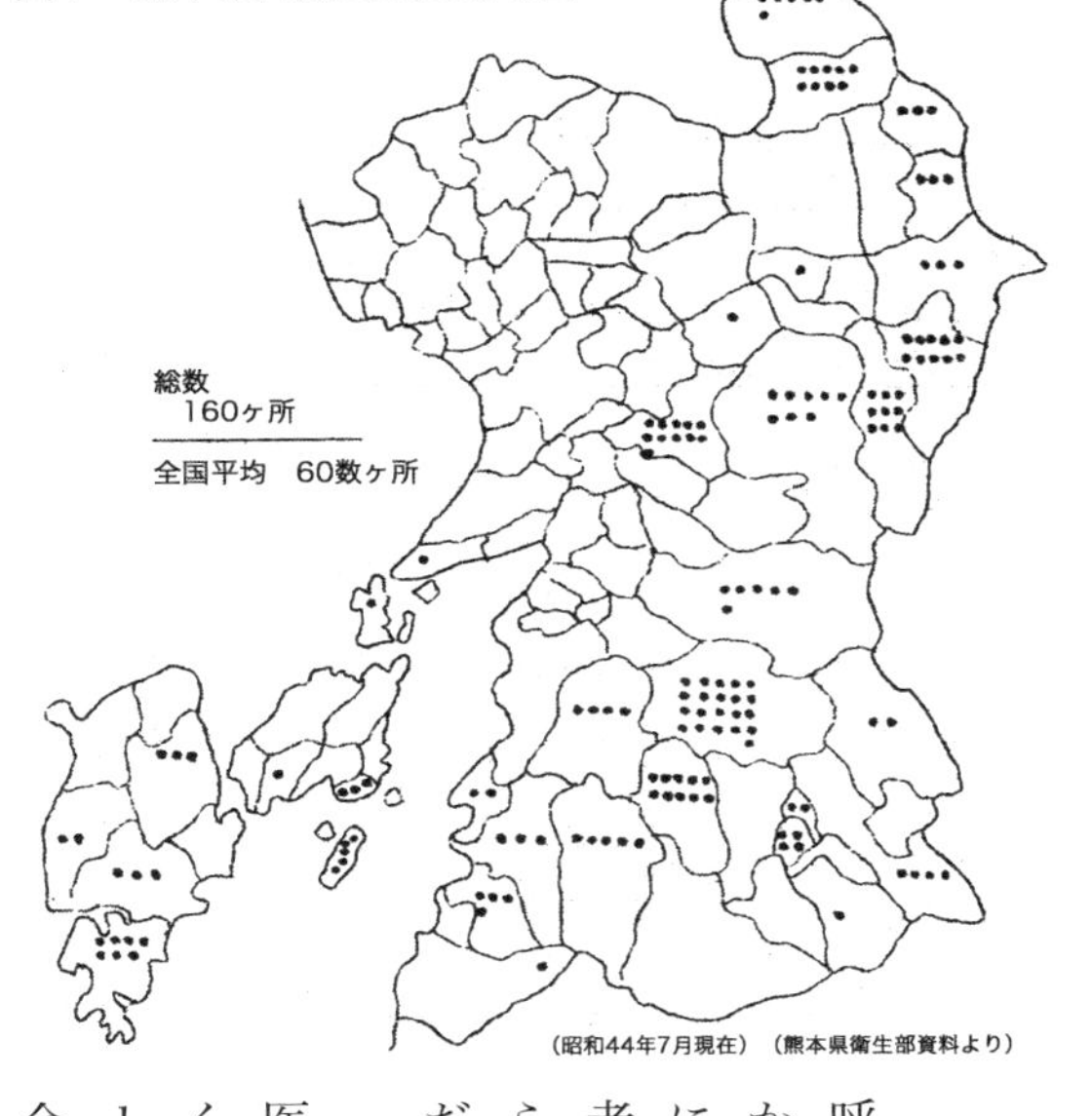

●農家には嫁にやらん

農民は病気をすれば、貧乏がさらに貧乏を呼び立ち上がれなくなる。昔、健康保険が無かった時代は、さらに惨めだったという。病に倒れても医者にみせようとしなかった。医者にかかれば身代がつぶれ一家心中せねばならなかった。それより俺が一人死ねばいいのだといって医療を拒んだ。

さらに、都市から離れた郡部、農村には、医者の来てもない。無医村、無医地区が数多く存在する。かかろうにも医者がいない（図1）。手遅れになるから、いのちもなくし、金も掛かる。

図2　九州の農家所得は全国最低

九州経済白書から

農家所得は全国最低

「農外」の伸び前年上回る

　九州における四十三年度の一戸当たり農家所得は、九十一万五千五百円で前年度を一〇・四％上回った。全国的にみても農業所得の伸び悩みから増加率は鈍化したが、九州でも最近四、五年のうちで最低の伸び率だった。

　九州の一戸当たり農家所得は、全国九農業地域のうちで最も低い（都府県平均の八〇％水準）。また、最近格差が縮まってきていた九州の勤労者世帯の実収入の伸び率一五・八％より低く、再び格差は拡大した。

　農家所得はここ数年、一〇％を越える伸び率で推移してきたが、四十三年度の伸び率は三・一％と大幅に鈍化した。これはミカン、野菜の価格の下落、米の生産減少、米価引き上げ率の低下などによって農業粗収益の伸びが八・八％にとどまったのに対し、農業経営費が飼料、農機具減価償却費などの増大で一六・九％と大幅に増加したため。

　一方、農外所得は兼業機会の増大、賃金の上昇などによって一八・八％と前年度を上回る伸びをみせた。この結果、農家所得の増加に占める農外所得の寄与率は七八・五％となり、最近五割を越えていた農業所得の寄与率は低下した。

　四十三年度の農家一戸当たりの家族家計費は七十九万八千五百円で前年度を一四・四％上回った。このため農業所得による家計充足率は五七・二％と、前年度六六％より大幅に低下した。また、農家一人当たりの家計費は前年度より一四・六％増加し十五万千六百円となった。これは九州の勤労者一人当たりの家計費十七万三千二百円の八七・五％にあたる。

　農家の生活水準は年々、上昇しているが、九州はまだ全国水準の八五・八％にすぎず、全国九農業地域のうちで最も低い。特に南九州は農家一人当たり十四万六千九百円と全国の八三・一％でいぜん格差は縮まっていない。県別にみると、福岡十九万七千八百円と全国水準を抜いて最も高く、ついで佐賀（十六万九千四百円）大分（十六万四千七百円）、宮崎（十六万三百円）、熊本（十四万九千六百九十一円）などとなっている。

43年度の農家経済（一戸当り，単位千円）

	都府県 全農家	都府県 43／42	九州 全農家	九州 43／42	北九州 全農家	北九州 43／42	南九州 全農家	南九州 43／42
粗収益	881・7	106・5	816・8	108・8	857・2	106・1	735・9	115・2
経営費	377・9	111・1	360・0	114・6	357・5	113・9	365・0	123・3
農業所得	503・8	103・2	456・8	103・1	499・7	101・2	370・9	108・1
農外所得	611・8	116・8	452・9	118・8	503・0	115・4	352・6	121・6
農家所得	1,115・6	110・3	909・7	110・4	1,002・7	107・8	732・5	114・3
家族家計費	954・4	112・7	798・5	114・4	871・1	114・0	652・4	114・7
農業依存度	45・2	―	50・2	―	49・8	―	51・3	―

44年度九州の農家経済（一戸当り）

	九州	福岡	佐賀	長崎	熊本	大分	宮崎	鹿児島
農業所得	478,900円	543,300	735,300	392,030	566,700	478,200	490,600	321,600
農外所得	528,400円	849,700	571,400	530,370	414,600	526,700	522,000	328,400
農家所得	1,007,300円	1,393,000	1,306,700	922,400	981,300	1,004,900	1,012,600	650,000
家計費	881,600円	1,184,400	1,086,100	832,900	852,900	837,500	843,700	659,600
農業依存度	47.5%	39.0	56.3	42.5	57.7	47.6	48.4	49.5
農業労働10時間当たり	1,700円	2,251	2,644	1,371	1,691	1,931	1,660	1,119
エンゲル係数	32.4%	31.4	29.6	32.5	33.0	31.7	32.2	35.6

　野良仕事は、今でこそ機械化のお陰で楽になったが、元々重労働である。しかも、同じ作業姿勢で体に偏った負担をかけている。六十歳過ぎたら、みな腰は曲がり、足は蟹股になり、皺は多く、爪は土色に染まり、齢以上に老けて見える。

　それでもよほどの収入があるというなら、少しぐらい病気しても、体は崩れても、老化が早くとも、野良に出て仕事をしようということも解らないでもない。しかし、現実は蓄えどころか日々の生活に追われる暮らしである（図2）。

　農業は3Kの代表として敬遠され、後継者は育たない。親も子どもに継がせようとはしない。嫁の来てもない。

　私の友人で、ジャーナリストの息子が、心に期するところがあり大学の農学部に行った。そして、北海道で酪農を始めた。そこで好きになった女性と結婚しようとしたが、親に反対されて壊れた。

「おれの娘は農家には嫁にやらん」

とんでもない親だと、友人は怒った。怒ったのも無理はない。彼女の親は農協の職員だった。そのことがあって、彼は傷心のあまり酪農をやめ、農業もやめ、近くの会社のセールスマンになったと聞いた。残念な話である。

考えれば考えるほど、世の中の理不尽さが頭に来る。

人は食べ物が無ければ生きてはいけない。その大切な食べ物を作る農民（百姓）が軽んじられていいのだろうか。

振り返れば、わが国の長い歴史のなかで百姓が幸せだった時代があったのだろうか。常に、民百姓と言われ、過酷な年貢米の取り立てに苦しみ、時には思い余って一揆を起こし、捕らわれて惨殺された。そう、一回だけいい時があった。今次大戦の直後、国民等しく食べる物が無く、飢えた。その時、自分のうちで作れた農家は食べるものに困らなかった。農家の息子が弁当に白米メシをぎっしりつめて持ってきていたのが、うらやましかった。

しかし、そのうらやましがられた時期は長くはなかった。やがて、金の卵とおだてられ、農村の子ども達は集団就職と称して都会に集められていった。また列島改造時代、都市に集められた農民は過酷な労働で体を崩し、都会の赤い灯、青い灯に誘われて心を奪われ、家庭が崩壊した話も少なくない。保険も労災も無く、使い捨てられたといっていい。農村はますます離農、離村が続き、過疎が深刻になっていった。農村に残ったものは、じいちゃん、ばあちゃん、母ちゃんで、その当時、三ちゃん農業といった。

●農村婦人の貧血

私は、この農村の実態を見るにつけ、置かれた農民の身に思いを馳せるにつけ、やむにやまれぬ思いがこみ上げてくるのを止めることができなかった。折あらば大学を離れ、本気で取り組みたい、いや取り組まねばならぬことがある。もちろん医師としての使命として。

しかし、行動を起こすにはまだ時間が必要だった。今しばらくは、大学にいながらできることをしようと考えた。

医学の進歩もあって、医療の現場で輸血の需要が急速に増加していた。時あたかもアメリカ駐日大使ライシャワー氏が暴漢に刺され、出血多量で救急センターに運ばれ、輸血で一命を取り留めた。親日家だった大使は、私の体には日本人の血が流れている、と言って大変感謝したと、ニュースは報じた。しかし、その後、大使は輸血後肝炎に悩まされた。マスコミは「黄色い血」といって世論に訴えた。つまり、売血によって集めた血液を輸血すると黄疸になるというのである。

この事件をきっかけに、厚生省は急遽売血を中止し、献血をすることになった。赤十字血液センターを全国に作り、献血を呼びかけた。

そこで、思わぬ事実が判明した。驚いたことに、元気なはずの中年の女性に貧血が多く、採血ができない人が高率に見つかったのである。しかも、その率の高いのは都市部より郡部に多かった。つまり、農村婦人の貧血という問題が浮上してきた。これこそ血液学を学んだ私の責務だと感じた。教授に相談して、教室をあげて調査に乗り出すことにした（図3）。

図3　婦人労働者の血液検査成績

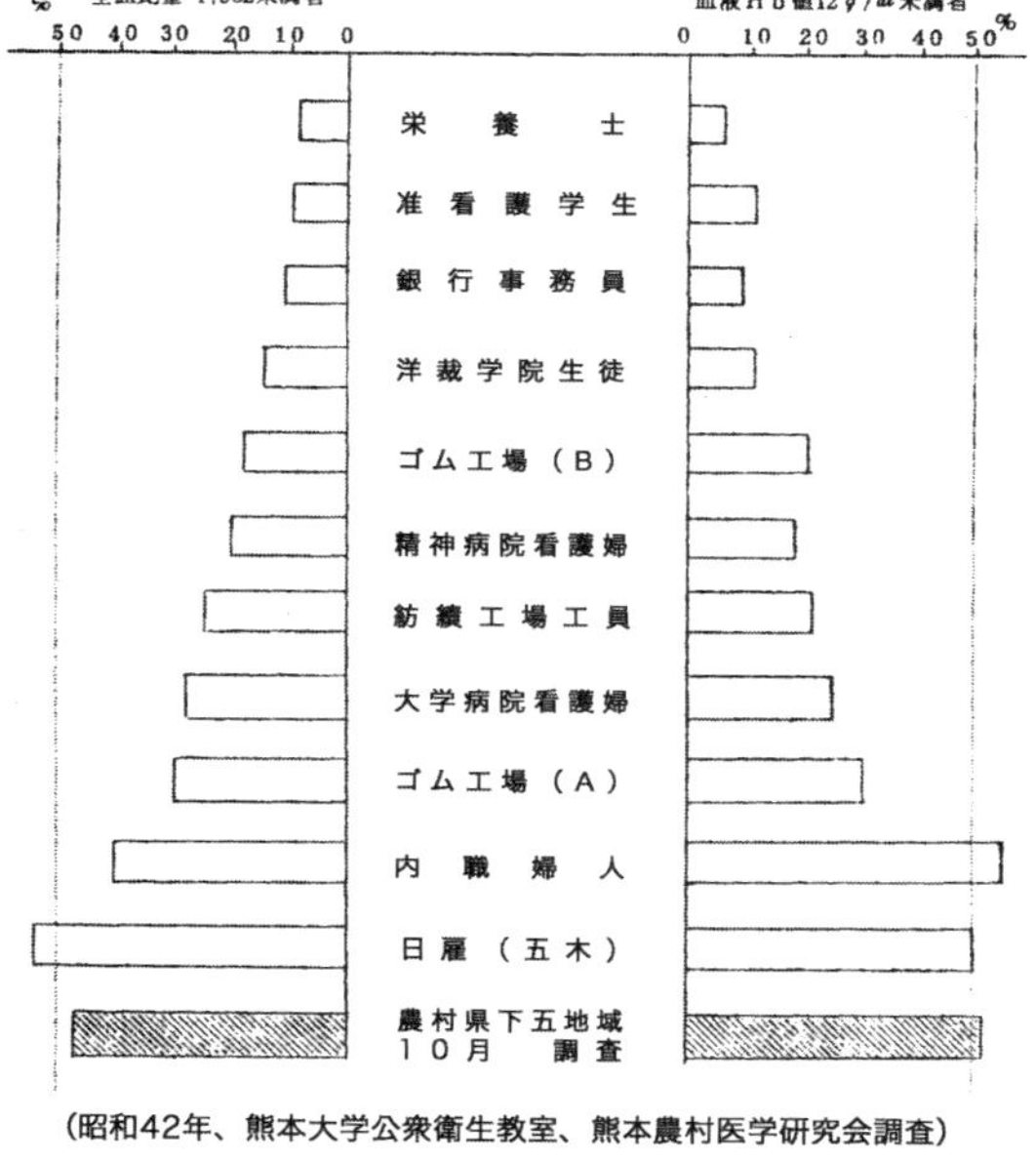

（昭和42年、熊本大学公衆衛生教室、熊本農村医学研究会調査）

当時の熊本県には、まだ厚生連が無く、県農協中央会に話を持ちかけ、農村の健康調査を進めることにした。詳細は後の項で述べるつもりだが、当時、ビニールハウスによる健康障害（ハウス病）が叫ばれていた頃で、その普及が著しい地区ほど貧血が多かった。百人中九十九人までが不健康の烙印を押された。元気で農作業をしている女性に限っての調査だったのに。

これが、私の農村医学への思いの実現に強く背中を押してくれた。

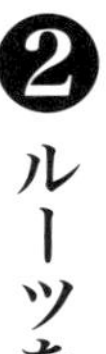

❷ルーツを探る

人の生き方も考え方も、本人が自覚するしないは別に、何処で生まれ、どう育ったのか、故郷はどういう処で、どのような歴史があるのかは、大事なポイントである。この項では少し私のルーツを掘り起こしてみることにする。

私が生まれた故郷は、長崎県南高来郡口之津町（現 南島原市口之津町）、といっても、他県の方はお分かりにならないと思う。平成三年、雲仙普賢岳の大噴火によって一躍有名になった、島原半島の最南端にある小さな港町である。

長崎県の島原半島が長く延びて、対岸の熊本県、福岡県、佐賀県と海を囲い込んで有明海を形作っている。口之津は、その有明海の出入り口にあたり、干満の差が大きい有明海が、潮の満ち引きに際して大きな渦を作る。町の高台からこの早崎海峡を眺め、地球の偉大な営みに感動したものである。

そして、その向こうに目をやれば、そこはもう広大な東シナ海。中学、高校時代に、この高台にあった我が家の畑に行くのが好きだった。

畑仕事より、この雄大な大自然のなかにいることが感激だった。遥かなる海を越えて吹いてくる風は、なんとも言えぬ心地良さが有り、耕し終えて、黒黒と広がる畑を見ながら、鍬を枕に日暮れを忘れて寝込んだこともあった。その時どんな夢を見たか覚えていない。

よく吟じたのが、頼山陽の漢詩「天草の灘に泊す」だった。

「雲か山か、呉か越か、水天髣髴青一髪……」

●天草島原の乱の渦中に

ところで、この口之津は大きな歴史の渦のなかで翻弄された。

時は、寛永十四（一六三七）年、天草四郎時貞を総大将としたキリシタン一揆、島原の乱が起こる。時の幕府が出した禁教令によってキリスト教徒は迫害を受け、ついに立ち上がったのである。と、普通の歴史の教科書に記載されている。今日の日本人はそれ以上の知識はないといってもよい。

しかし、戦国時代ならまだしも、徳川幕府が始まって三十五年、全国津々浦々に領主を定め、代官を置き、庄屋を配し、徳川の威信を徹底させた。従って、簡単に一揆など起こせる訳がなかった。それなのに、強力な反幕府軍を編成して、抵抗したのである。

廃城になっていた有馬原城（はらじょう）を修復し、立て籠もった一揆軍は三万七千人。攻める幕府軍は十二万四千人。幾度となく攻撃をかけた幕府軍は惨敗、攻めあぐねた。

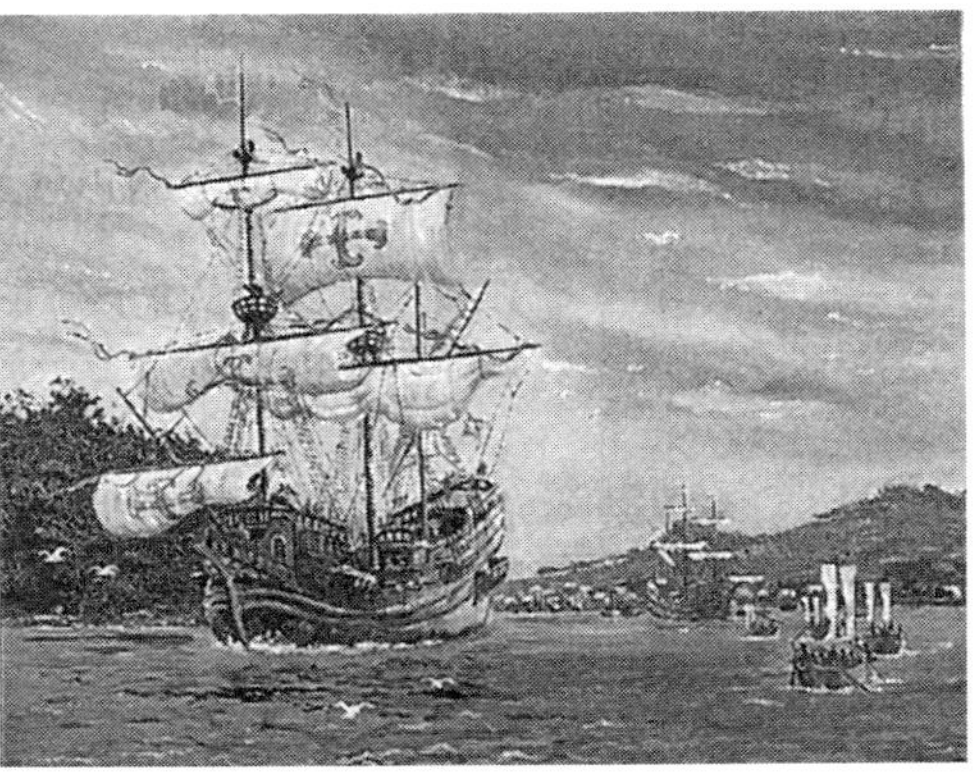

図1　口之津港を出港する南蛮船
（宮崎昌二郎氏画）

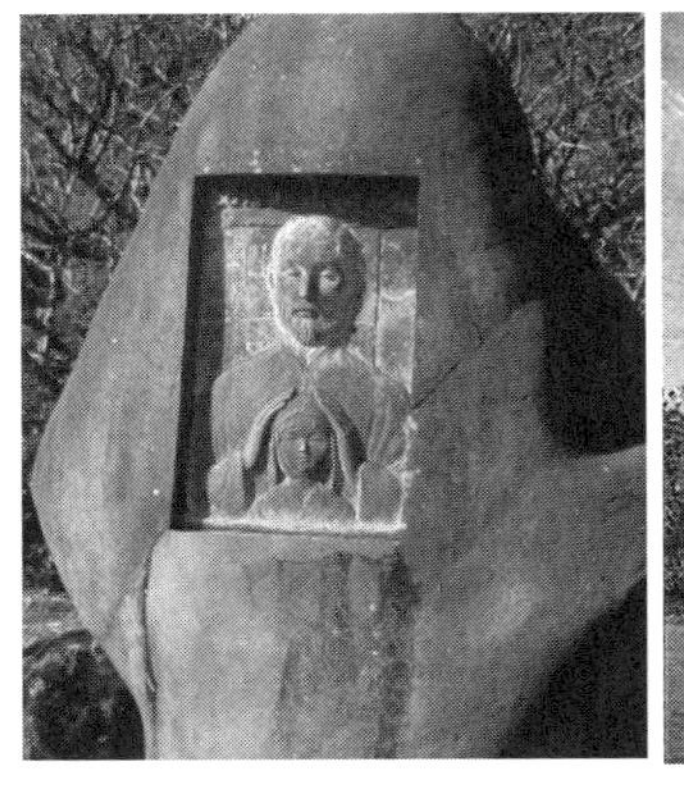

図2　アルメイダの記念碑
（天草殉教公園）

しかし、八十八日の籠城の末、食料弾薬がつき、原城は陥落する。籠城軍は全員戦死。幕府軍にも多くの戦死者が出た。島原一帯を治めていた島原城主松倉重次（勝家）は斬首に処せられた。翌年、ポルトガル人の来航を禁じ、鎖国体制は完成した。

実はこの時、口之津はキリスト教普及の中心地だった。天文十八（一五四九）年、日本にキリスト教が伝来、イスパニア人の宣教師フランシスコ・ザビエル、鹿児島に上陸し、キリスト教の布教が始まる。以後、九州はキリスト教布教の拠点となる。中でも口之津は、長崎より八年も早く、平戸に次いで開港しており、多くのポルトガル人たちが来航している（図1）。

その中の一人に、ポルトガル人外科医ルイス・デ・アルメイダがいた。彼は口之津を拠点にして、各地に布教活動をしている。豊後府内には育児院を建てたり、医学教育にも力を入れたと考えられる。いま大分市に彼の名前を冠した立派な病院がある（図2）。

永禄十一（一五六八）年の記録には、口之津の全人口は一二〇〇人、全員キリシタンとなる、とある。キリスト教の普及力はすざまじいものがあったのであろう。口之津には初等学校が建てられ、国語やラテン語を始め、祈禱や聖教の学習が行われていた。オルガンも荷揚げされ、洋式音楽の指導も行われていた。天正七（一五七九）年には、口之津の教会で全国宣教師大会が開かれている。その頃、有馬領内の信徒は二万人に達したとある。

幕藩体制がほぼ確立したなかで、よくぞ一揆として組織化されたものだ、それはどうしてかと、よく問われる。徳川に不満を持つ各地の浪人武士たちもいたであろうが、それより、当時の資料によれば、凶作が続き農民のなかには飢えるもの数多く、当然年貢の滞納が多くなった。農民達は何度も年貢の減免を願い出たが聞き入れられず、逆にますます藩政は苛酷に増税を強いるようになった。追い詰められた農民は、しだいに一揆に固まっていったと考えられる。さらに寛永二（一六二五）年頃より、神父や信者達が次々に逮捕され処刑された。その理不尽なやり方に怒りが頂点に達したと思われる。その根底には、信じる神の下に武士も百姓も同じだという志があったからに他ならない。

実は、島原の乱によって私の故郷、口之津の全ての民百姓は殺され、住民はいなくなった。それで、乱が収まった後、移民の幕令が出された。記録によれば、私の先祖は四国小豆島より移り住んだのではないかと考えられている。

従って、私の血の中には一揆の加担者の血も、攻めた幕府軍の血も流れてはいないのである。ただ、そういった風土の中から享けた見えざるエネルギーは感じるのである。

●「からゆきさん」の悲しい物語

島原の乱にこだわりすぎたかもしれない。話を先に進めることにしたい。

時代は下って、明治、大正の口之津はどうだったのか。前にも述べたように、口之津港は東シナ海に顔を出した天然の良港で、永禄五（一五六二）年に開港したぐらいだから、鎖国令がとかれてからの明治時代は、多くの外国船も寄港したと記録にある。

港を大きく発展させたのは石炭であった。

天明元（一四八八）年、筑後の国三池郡稲荷村の農夫伝治左衛門が、稲荷山で「燃える石」として石炭を発見した、といわれる。その石炭の積出港として口之津に目をつけたのは、三井物産であった。明治十一年、口之津港を三池石炭海外輸出港とする指定許可を得て、その年、早速石炭を積み込んだ船は上海に向かった。

同じ年に長崎税関口之津支庁開設、三井物産長崎支店口之津出張所が設置された。これによって、口之津港は貿易港としてスタートする。

貿易船は、上海のほか、香港にも就航し、国内の各港に行き来した。やがて、税関は口之津支署に、三井物産も口之津支店に昇格、石炭運搬労働者が不足し全国から募集するほどであった。町の人口は一万人を超え、遊郭が軒を連ね、街は活気に満ちていた（図3）。

その陰で、労働者は低賃金に苦しみ、ストライキも起きている。農家の暮らしは良くなるどこ

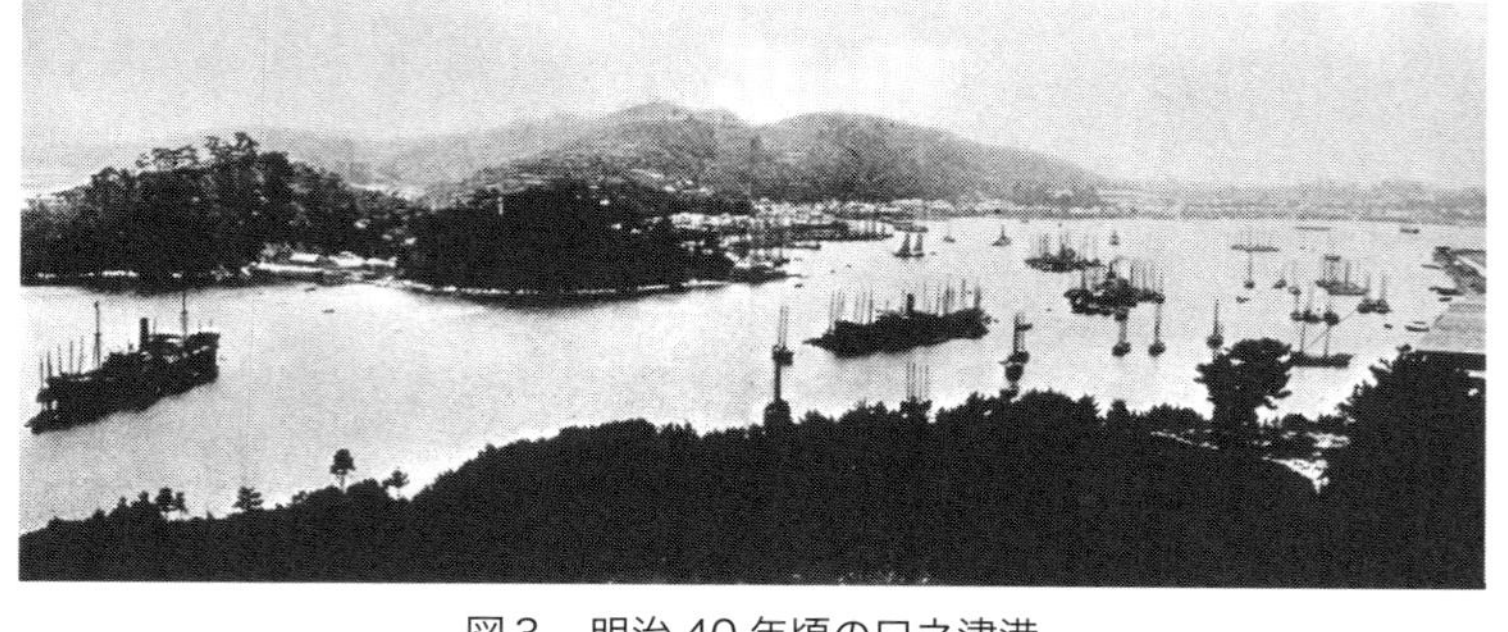

図３　明治 40 年頃の口之津港

ろかますます落ち込み、娘を身売りすることが多くなっていった。明治二十年頃から、いわゆる「からゆきさん」が始まっている（図４　石炭人夫）。

「からゆきさん」の出る時は、必ず山手に火事があった。警備の目を火事に注視させ、その隙を見て船に乗せこんだのだ。街では、「今日も日光いきがあったとばい」と噂した、と記録文にある。「日光」とは「密航」の掛け言葉であった。

〝おどみゃ島原の　おどみゃ島原の
梨の木育ちよ
何のなしやら　何のなしやら
色気なしばよ　しょうかいな
早よ寝ろ泣かんでオロロンバイ
鬼の池ン久助どんの　連れんこらるバイ〟

「島原の子守唄」である。日本の何処にもある子守唄は、自らの悲しい境遇を唄った子守の唄である。私達が子供のときに唄った唄は、市販の歌の本にない次のような歌詞がある。

〃姉しゃんな、何処行ったろかい
姉しゃんな、どけ行ったろかい
海の果てばよ　しょうかいな
唐はどこ何処んねけ
からはどこんねけ　青煙突のバッタンフル
早よ寝ろ泣かんでオロロンバイ
鬼の池ン久助どんの　連れんこらるバイ〃

「バッタンフル」とはバターフィールドという船会社の名前、鬼の池は対岸の天草の地名、久助は人買いの名前であったろうと思われる。

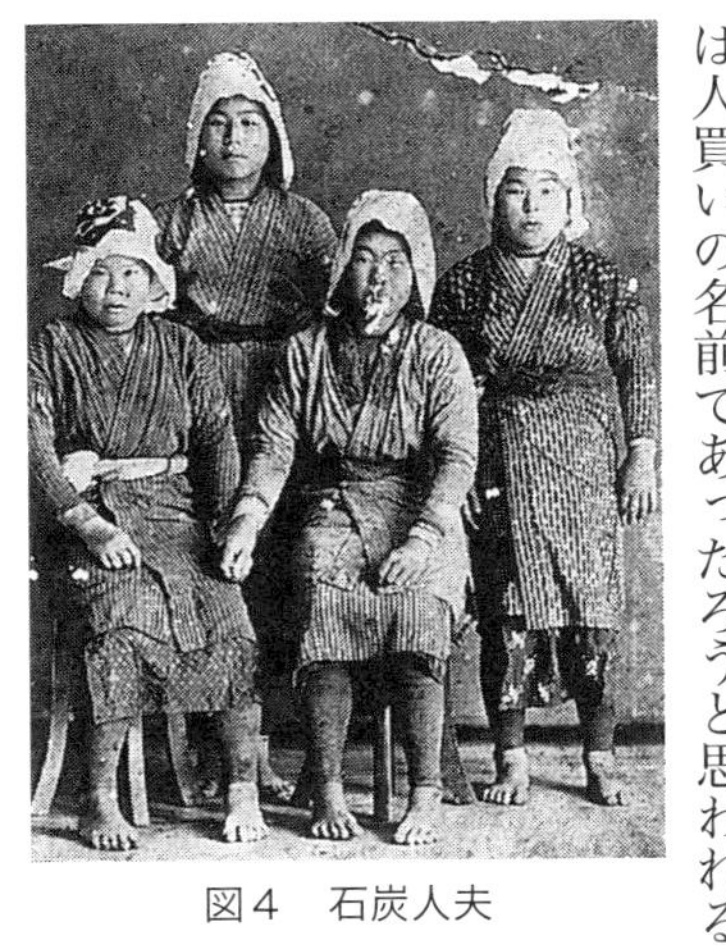
図4　石炭人夫

実は、私の母の母も「からゆきさん」である。ただ、売られて行ったのでなく、母を産み、育てた後、一人で今のシンガポールに渡っている。「からゆきさん」のなかには、艱難辛苦の後、努力して財をなし、地元の神社やお寺に多額の寄付を送り届けた人もいた。

明治四十二（一九〇九）年、三池（現 福岡県大牟田市）に築港が完成した。これまで三池の石炭をいったん口之津港に搬入して、そこから輸出していたものが、直接三池港から積み出すことになり、口之津港はしだいに衰退することになる。三井物産も引き揚げ、税関は機能を縮小していった。

●俄か百姓のはじまり

さて、私の父は明治三十五（一九〇二）年生まれ、日露戦争の直前である。当時、長男は兵役を免除された。父は養蚕と砂糖作りの貧農の長男だったが、子供のない親戚のうちに養子に出され、高等小学校を卒業すると直ぐ三井物産に入社。香港、広東、マニラと転々としながら、商社マンとして勤めた。一時、三井を辞め神戸で自ら会社を興したが、その矢先、日中戦争のあおりを食って会社は倒産。元の三井の系列会社を頼り南京に渡航した。そこで肝臓を患って帰郷。

すでに太平洋戦争は始まり、緒戦に勢いづいた日本軍はシンガポールを占領した。占領地の産業復興のため、シンガポール（昭南市と命名されていた）に渡る。やがてサイゴン（現 ホーチミン市）に転勤し、そこで終戦を迎える。今と違い我々子供たちも一緒に渡った。ただ、シンガポールからは、さすがに戦争中だったので、私と兄の兄弟二人は口之津にいた祖父母の下で暮らし、小中学校に通った。母は間もなく引き揚げ船で帰ったが、父は英語と中国語ができたせいで一年以上残された。

さあ、これからが大変である。父の兄弟たちは旧満州や北支から続々と引き揚げて来た。狭い田舎の家で納屋を改造して住んだ。戦後の方が食糧難は厳しかった。まず、生きるためには食料を確保せねばならない。母の着物や紫檀・黒檀の調度品は全て芋や南瓜に変わってしまった。

父は百姓の家に生まれていたが、少年期より商社勤めで、農業は経験がない。実は農地もない。どうにか古老に頼んで少しの農地を借り受けた。農家の皆さんも放棄した遠隔の山の高台にあり、荒地となっていた。鍬と鎌しかない当時、開墾するようにしてやっと耕し、麦を植えた。芽を出した麦はピロピロとして成長しない。これでは種麦代も払えない。途方にくれて座り込んでしまった。お百姓さん達が小ばかにしたように、「俄か百姓じゃ駄目だね」。聞こえよがしに、笑いながら通り過ぎていった。

❸「自分を創れ、土を作れ、作を作れ」

昭和二十一年、父（好昭）は終戦をサイゴン、今のベトナム国ホーチミン市でむかえ、着の身着のまま引き上げてきた。農業の経験はなかったが、ただ食べ物を得るために僅かな痩せた農地を借りて農業を始めた。

正直に言って中学生だった私の方が鍬取り、鎌の使い方などうまいと思っていた。私は戦争中祖父母のもとで農業の手伝いをしていたし、戦争が熾烈さを増してからは学校の授業はなく、専ら農業勤労奉仕だったからである。

父は商社マンとして世界を飛び回っていたのだから、俄かに農業をしてうまくいくはずがない。しかも農家の人たちが誰も手を付けなかった痩せた土地。「俄か百姓じゃだめだね」と馬鹿にされながらも必死で土づくりをした。

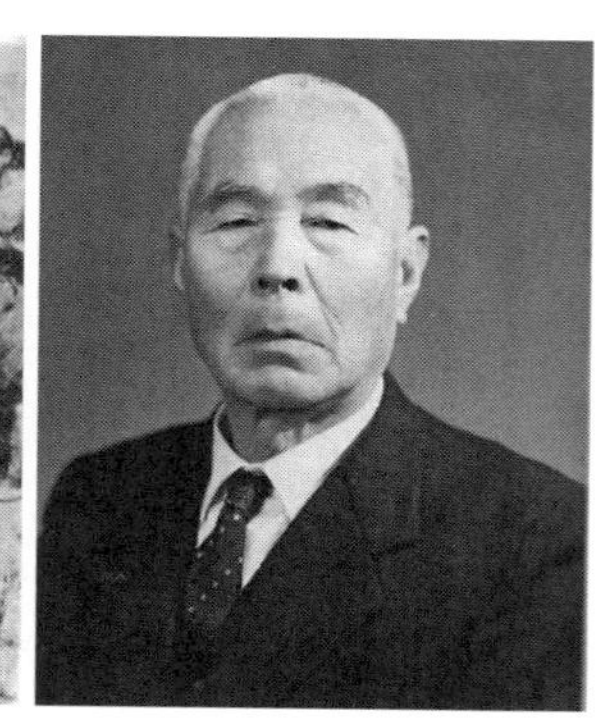

写真１
晩年の松田喜一先生

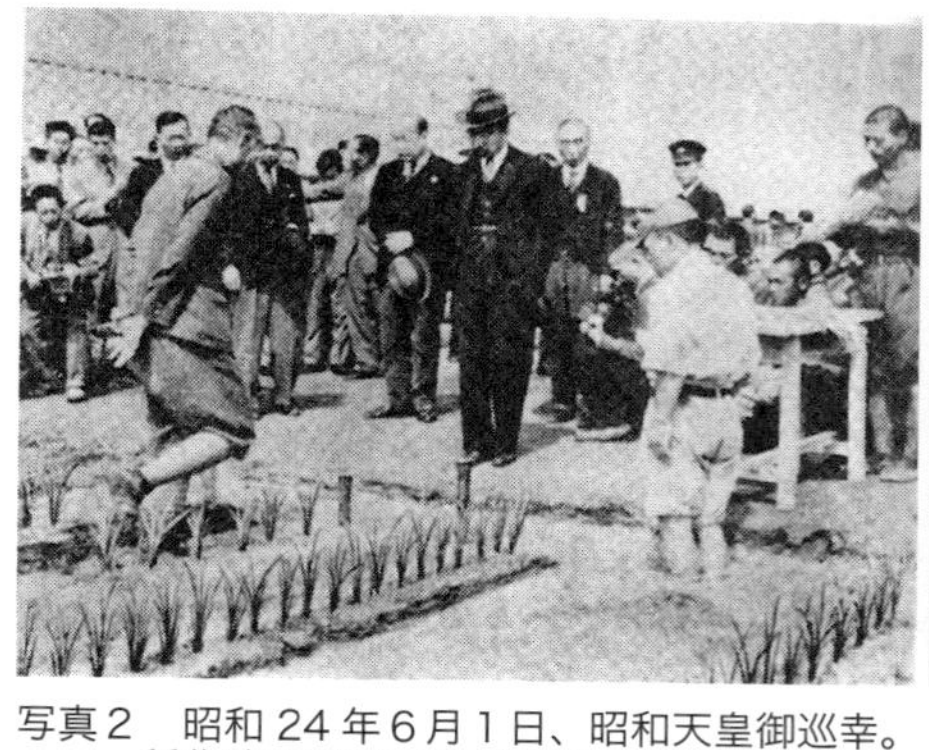

写真２　昭和24年６月１日、昭和天皇御巡幸。
稲作法の田植えを説明する松田喜一氏

●昭和の農聖、松田喜一の哲学に魅せられて――

その頃、熊本に農業の神様とか、昭和の農聖とか言われていた人がいた。松田喜一（一八八七―一九六八）という人で、伝習農場肥後農友会実習所という、いわば農業塾みたいなものを開いていた。昭和天皇も御臨幸されたほどの有名な農場であった（写真１、２）。

農業技術もさることながら心を打つ人生訓いわば松田哲学に魅せられて、全国から研修者が大勢集まった。有名な三づくりという言葉がある（写真３）。

「自分を創れ、土を作れ、作を作れ」である。

残念ながら近年、農業者の中にも松田喜一の名を知る者が少なくなった。

父も農業の基本を学ぶために農場（旧　熊本県八代郡昭和村）を訪ねている。多くを語る父ではなかったが、私が今も心に残っている松田語録に、「自分が変わらねば世の中は変わらぬ。世の中を変えようとすれば先ず自分が変わることだ」と、何かにつけて口癖のように言っていたことを覚えている。

まさに「自分を創れ」という松田流の信念を学んだと思う。そこで、父は百姓になることを腹に決めたのだと思う。

●俄か百姓が農協の専務に

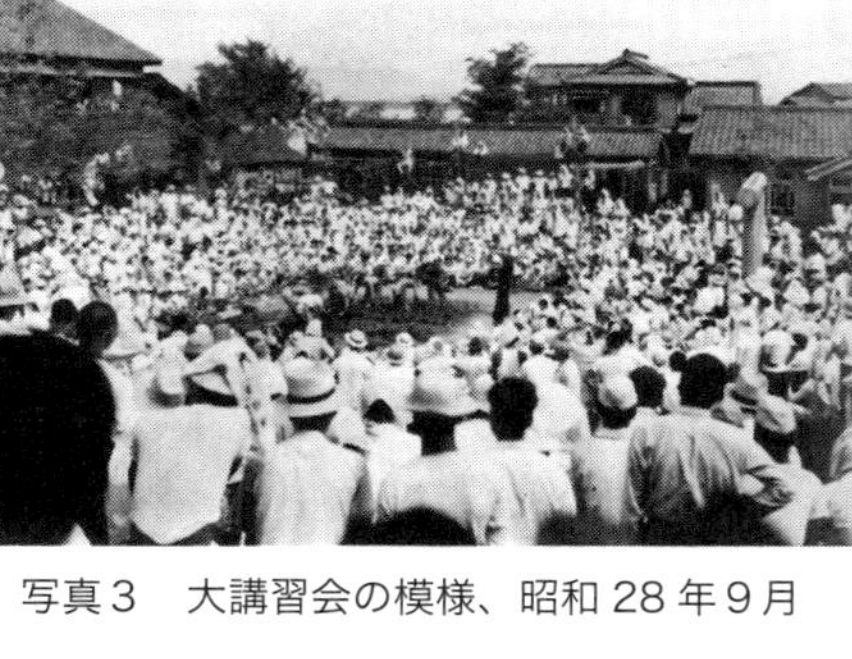
写真3　大講習会の模様、昭和 28 年9月

父と同じような俄か百姓や現状を打破したいと願う若手の後継者などが毎月十五日の日に集まることにしていた。「十五日会」と呼んだ。それまでの農業は戦争中の人手不足もあって、どこの農家も麦と芋（甘藷）の連作である。それ以上のことをしようとはしなかった。

春に麦を刈り取るとその上に土を盛って畝を作る。それに芋の蔓を適当に切った苗を、指し芽にして植えつける。水田がなかったので米作りはなかった。しかし、土が粘土質で固く、そのためか採れた芋は澱粉質が多く、蒸かすとホクホクして実においしい。今でも私は日本一うまいと思っている。戦時中はこの澱粉からアルコールを作り燃料とした。澱粉量が多い口之津地方の芋はアルコール工場に高く売れた。

父は十五日会のみんなと考えた。松田語録の一つに、「人並みなら人並み、人並み外れんと外れん」というのがある。

つまり、「人と同じことをしていては変わりない、違ったことをしなければ道は開けない」ということであろう。

当時は金になる作物を作るという発想はなかった。芋（甘藷）に適した土地なら、同じ芋でもジャガイモ（馬鈴薯）はどうか？　馬鈴薯は北海道が独占の作物、しかし、気候も風土も違う九州で、北海道でできない時期に収穫できたら特産品になるのではないか。そこは商社マンだった血が甦ってきたのだろう。

早速、北海道から種芋を求め植えた。上手くいった。高く売れた。いままで馬鈴薯は殆ど作っていなかった農家の皆さんが競って植えだした。

写真４　父（好昭）がもらった表彰状

口之津農協は新しい作物の出現で忙しくなった。遂に父は農協の理事に、さらに専務に選ばれた。今では合併して大雲仙農協となっているが、主要な作物の一つが馬鈴薯で、島原半島は馬鈴薯の一大生産地になっている。父はその時いただいた町長からの表彰状を死ぬまで大事にしていた（写真４）。

●兄の人生：苦難の中から働く高齢者の組織づくり

父がそうやって百姓を本腰入れてやっているとき、私は高校から大学へと進んでいた。私は二男で、歳は一つ上だが、早生まれで学年は二つ上の兄（昭作――私と二人で昭和を作るということだったのか）がいる。この頃は一年一年が目まぐるしく変化していた。二年違うだけで私と兄の人生は大きく違ってきた。

我が家の状態を見ると、両親が引き上げてきた直後の最も経済的に窮乏していた時に中学（旧制）を卒業した兄は高校（旧制）への進学を諦め、親戚のツテを頼りに上京し、さる実業家の家に書生として住み込み働いた。当時は向学心に燃えつつも貧しく進学できないものを住み込みで働かせ、勉強のチャンスを与えようといった暗黙の制度があった。

しかし、労働は厳しく、書生とはいえ当時の言葉で下女以下の待遇、しかも食べ物もろくなものはなかった。日本全体が最も食糧難の時、法律の番人と自負した裁判官が、配給だけの生活で遂に餓死したというニュースがあった時代のこと、食い扶持が一人でも増えるのは大変だったのである。食べ盛りの青年にとって苦しい修行の時だったろうと思う。

それればかりか、東京には勉強に来たはずなのにそのチャンスもない。遂にそこを飛び出して、都内をさまよいつつ、やっとのことで上野動物園のサル電車の係りなどしながら、夜間高校、さらに夜間の大学に学んだ。そして東京都庁の職員になった。

最後は、東京都労働経済局の高齢者就労対策室長として東京大学名誉教授大河内一男先生と東京都高齢者事業団を創設。それがやがて全国に組織を広め、昭和五十七年全国シルバー人材センター事業に展開していくことになった。

私もそのご縁で、このシルバー人材センターにはかかわりを持つことになる。昭和五十六（一九八一）年碩文社から出版した私の最初の著書『健康の老年学』が大河内先生の目に留まり、医者を一人は入れたらということで評議員にご指名いただき、昭和五十七年シルバー人材センターが始まった第一期から、法人改革で評議員が無くなる平成二十五年までの三十年間評議員を続け、シルバーで働く高齢者の健康のお手伝いをさせていただいた。

●無口な少年が討論会で優勝

さて、私の話に戻る。中学一年で終戦を迎えたのだが、その前後で国は未曽有の大変革を遂げる。というより遂げさせられたといった方が正確であろう。教育制度も大きく変わった。小学校は国民学校だった。その五・六年そして中学一年は戦争の末期、今考えればまさに狂気の、いや死に物狂いの教育だった。

徹底した戦争遂行教育、「鬼畜米英、撃ちてし止まぬ」と頭に叩き込まれた。従って、神国日本が負けるとは微塵も思わない立派な軍国少年に育った。

中学一年の五月、陸軍幼年学校を受験。久留米師管区司令部から身体検査と学科試験を受けるために出頭せよと来たときは、ほぼ内定したと同じだよと言われ、飛び上がって喜んだのを昨日のことのように覚えている。しかし、出頭の日付は八月二十七日、すでに十二日前に戦争は終わ

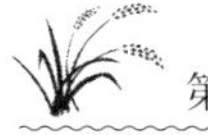

り、帝国陸軍は解体していた。

初心な小学生に植え付けた「八紘一宇、大東亜共栄圏」などの大義はなかなか消えるわけはなかった。言葉と現実のギャップが理解できなかった。

これまでの教科書は至る所を墨で塗りつぶさせられた。昨日まで「滅私奉公、忠君愛国」と言っていた同じ先生が、一夜明けたら、皇国も神国も口にしてはならぬと言い、「民主主義」を講義した。その違和感は強かった。やがて六・三・三の教育制度が施行され、旧制中学から新制高校に移行させせられた。

そこでは、男女共学となり、初めて女子学生と机を並べることになり、女の子とどう接したらいいのか随分と戸惑ったものだった

私は学校では無口の方だったと思っている。私は、父の転勤につれて転校せざるを得なかった。小学校は六年間で四回も変わっている。多くが都会から田舎へ、そしてまた都会へ、その都度言葉が変わる。これが子供たちの結構ないじめの材料になった。私は何時の間にか無口な少年になっていた。

高校に進んで、新聞部に入った。当時は手書きのガリ版刷りだったので、字が上手いもの、絵が得意なものが集まっていた。私はどちらでもなく、ひたすら記事を書いたり、編集にかかわった。地元の新島原新聞社に出かけて勉強した。その時教えてくれた新聞記者の方が、「記事は淡々とありのままを書けばいいと思うかもしれないが、表面の事柄だけでなく一歩掘り下げて考えてみること、事柄には必ず意味がある。その意味を理解して記事を書きなさい」、そんな意

味のことを話してくれたように記憶している。

確かに、いくつかの事象を時系列に並べてみると、何か大きなうねりを感じることがある。社会は生き物だということか。

人の前でしゃべらなくていいからと思って新聞部に入ったのに、高校二年の時、弁論部から依頼があった。県下の高校の対抗討論会があるが一人足らないから出てくれないかというのである。生来頼まれれば嫌と言えない性格で、引き受けてしまった。ところが、なんと勝ち進んで最後の決勝戦になった。

その時のテーマは忘れもしない、「集団保障か、永世中立か」という高校生にはとても大きいテーマである。私たちは「永世中立」を選んだ。これは昭和二十五年のことである。今六十五年経って、集団保障の問題が議論されている。不思議な思いがする。

さて、その討論会の結果であるが、相手は長崎市内の有名校。手ごわい相手であったが、見事に論破して優勝旗を持ち帰った。その時の話の内容は、「集団保障は、自分の国を守るだけの了見で言っていても必ず戦争に巻き込まれる。あくまで戦争をしないのなら腹を決めていくべきだ」と、ガンジーの非武装、無抵抗の平和主義を例にとって話したように記憶している。それがきっかけで、人前で話すことに少し自信がついた。

さあ、いよいよ大学受験だ。だが、その前にもう一つ波乱がおこる。

❹「右のポッケにゃ夢がある　左のポッケにゃチュウインガム」

昭和二十年、日本は戦いに敗れ、焦土の中から必死に立ち上がろうとした。日本人全てが等しく貧しく、飢えて、苦汁をなめ、耐えた。戦いの末期、戦争遂行のため窮乏生活が強いられたが、戦後はそれ以上に苦難の生活だった。戦勝国からの押し付けとはいっても、日本にとって明治維新以来の大革命であった。

国の制度も考え方自身も一八〇度転換させられた。国民は戸惑った。強力な権力で国民を一つの方向に向かせたそれまでの規範は、見事に砕かれ、人々は方向を見失った。

しかし、日本人は賢明な国民だった。とにかく生きよう。そのためには食べなければいけない。そのために働こう。「働かざる者食うべからず」当時の流行語だった。働いた。泥水啜り、汗水流して働いた。

「新しい革袋に新しい酒を入れよう」と新日本の建設を夢見て働いた。若者には何か夢と希望があった。

ガード下の靴磨きの少年、顔はすすけて、着ている服は破れていても、右のポッケに夢があり、左のポッケにチュウインガム。そんな流行歌があったように覚えている。

●夢多き青春時代のはずだが

昭和二十五年、戦後五年経ち、世の中が少しは落ち着きを取り戻しかかっていた。とはいっても、適当なところが山とあった。

新制高校二年の終わり私は、田舎の高校は嫌いではなかったが、故あって福岡市内最高の進学校であった県立福岡高校に転入することになった。

なにか他人事みたいに言っているが、実はその通り。これまでの島原高校は、私の実家から当時の交通機関で二時間かかる距離だから、島原市内に下宿をしていた。

そこは地域ではかなり有名な眼科医のお宅で、長男が私の兄と同級生、「戦争中に両親が海外に行き困っているだろう」といって同情したその長男が両親に頼んで兄を下宿させてくれた。引き続いて私も下宿させていただいた。そこには二男がいた。私の一つ下だったが、彼がいたので私は下宿できたといっていい。

ところが、その二男坊が福岡に行くと言い出した。彼がいない家に下宿できるわけがない。何処で下宿するも同じこと、一緒に福岡に行こう、ということで転校することになった。

島原高校からの転出の書類を持って、彼と二人で福岡高校の門をたたいた。保護者同伴が望ましいと言われて考えた。「そうだ！　俺がお前の保護者で、お前が俺の保護者だ」。そういって手

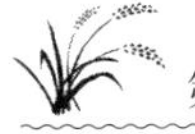

続きを済ませてしまった。何という適当なことか。二人は顔を見合わせて笑った。

高校三年生の一年間だけだったが、福高魂を注入された。今、福岡高校同窓会熊本支部の支部長を押し付けられている。実は、島原高校は旧制の中学から五年間いたので友人は多い。福高の友人と合わせてそれだけ友人が多いことになり、良かったと思っている。

翌昭和二十六年、九州大学に籍を置くことになるのだが、またここでも「適当さ」がおこる。実のところ、高校三年間で自分の適性や本当にやりたいことが分かるはずがない。

小学から中学の初めまで、専ら軍人になると決めつけられ選択の余地はなかった。あとは陸軍か海軍かを選ぶだけだった。自分の将来を自分で選択するという習性がなかった。徹底的に軍国少年に叩き上げられて育った、まさに選択力の欠如した世代である。しかも先が見えない当時の世相である。

そういうこともあってか、大学側も大まかに文科と理科に分けただけで受験させた。受験科目もあまり変わらなかったように思う。理科の方が合格点が上なので、途中で移ろうとすれば理科からは文科には行けるが、文科からは理科には行けない。では理科を受けとこう。実に曖昧な、適当な選択で理科に進んだ。

しかし、二年後には学部の選択を迫られるのである。

●激しい学生運動のるつぼの中で

ところが、入学した途端、そんな悠長な事態ではなくなった。初心な大学新一年生にとって激しい時代の波に巻き込まれていくことになった。

その前の年、昭和二十五年六月、北朝鮮が韓国に侵入、直ちに国連軍が武力発動、やがて中国（当時は中共と言っていた）の朝鮮介入、アメリカは非常事態を宣言、いわゆる朝鮮動乱（戦争）が始まったのである。中ソ友好同盟条約の締結、それに対しＮＡＴＯ軍（西欧統一軍）設置、米トルーマン大統領は水爆製造の推進を指示、まさに東西の冷戦が火を噴きそうなまでになっていた。

アメリカの対日政策は大きく転換し始めた。二十五年にマッカーサーの指令で警察予備隊が設置され、海上保安庁の増員など再軍備（？）の方向に舵を切りだした。旧軍人の追放解除、レッドパージが始まり、世界も日本も大きな転換が迫ってきていた。急遽、アメリカは対日講和条約を急いだとみられる。

翌二十六年、サンフランシスコ講和会議が始まった。そして十月二十六日、吉田茂首相を主席全権として講和、安保両条約批准、対日講和条約調印式が行われた（写真1）。

これに対して世論は二分し、革新政党や労組などは反対の烽火を上げ、大学では学生自治会が中心になって反対運動を繰り広げた。

革新的な学者が多かった九州大学は、学生運動が激しかったように思う。しかも陸士、海兵から転入学してきた猛者学生が、今度は左翼に走り赤旗を振った。その行動は凄まじく、近寄り難

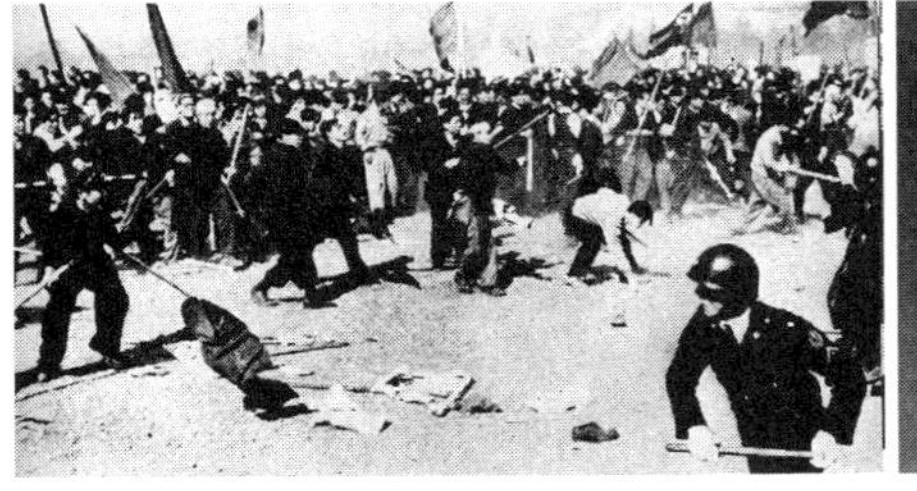

写真２　血のメーデー事件
(昭和 27 年)

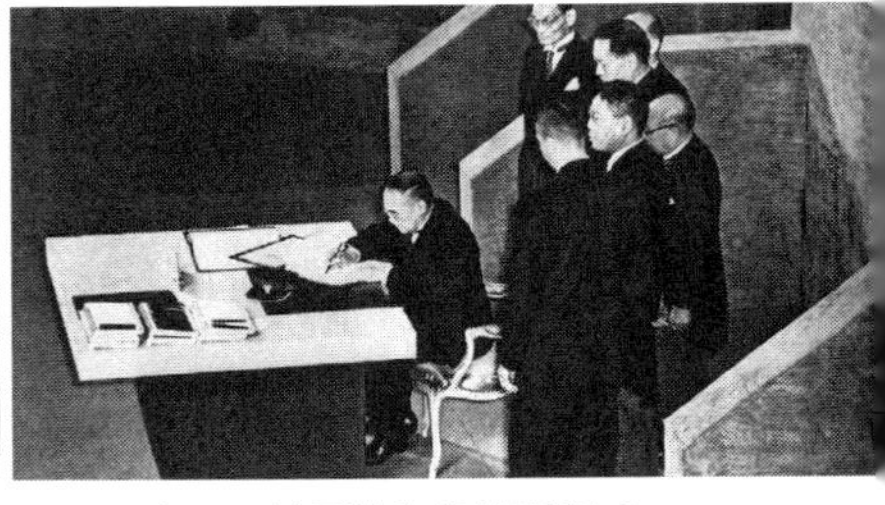

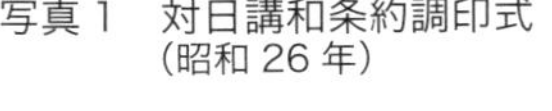

写真１　対日講和条約調印式
(昭和 26 年)

かった。大学教養部の校門にはバリケードが張り巡らされ、赤旗が林立した。大学内部では、明日にでも革命がおこるかのような雰囲気があった。

私も例にたがわずデモにも参加し、会議にも出てみた。しかし、一方、こんな学内の様子では勉強は思うに任せない。大学だから自分で学習することだとしても何か納得はできなかったし、運動にものめりこむことはできなかった。

あれほど激しい反対運動をしたが、翌二十七年の四月二十八日講和、安保両条約は発効した。五月一日、東京でのメーデーはひどく荒れた。皇居前になだれ込んだデモ隊六〇〇〇人と警官五〇〇〇人が衝突、死者を含む五〇〇人の重軽傷者を出す大乱闘が起きた。世にいう血のメーデー事件である（写真2）。

●「他人の飯でも食ってみろ」

教養の単位はどうにか取ったが、何処に進むかまだ決めかねていた。浮かんできた選択肢はまず農学部。しかし、食べるために畑を耕し作物を作った百姓の暮らしをしたからといって、すぐに農学部というのは短絡過ぎる。下宿していた家が眼科の医師だったのは前に述べたが、その影響で医学部もいいかなとも思った。

しかし、国の内外を見ると混沌として先が見えない。「今こそ世直しが必要だ」そう思ったのだろう、なんと法学部に進学の手続きをしてしまった。

だからといって、心からやってやろうと構えたわけではない。東京都庁に勤めていた兄に相談した。

「そんなあやふやな気持ちでは、勉強も熱は入らないだろう、東京に出てきて他人の飯でも食ってみろ」。

それで九大法学部は休学して上京、総理府恩給局にパート職員として勤めることになった。そこには働きながら大学に行く学生たちが多かった。所謂私立大学の夜間（つまり二部）の学生の昼間の働き口であった。

恩給というのは今の年金に相当する言葉であるが、誰でも貰えたわけではない。特定の職業、例えば、公務員、学校の教師、警察官、そして軍人などである。戦いが終わって多くの軍人が引き上げてきた。生存も定かでない人、住所もはっきりしない人、そういう人たちの住所を調べ、支給額を確認し、毎日、毎日受給者本人宛の通知書を書く作業である。今日は何件書いたか、事業終了時に一人ひとり書き出される。その時、初めてノルマという言葉を知った。シベリア引き上げの人たちが持ち帰った言葉だと聞いた。シベリアでは苛酷なノルマが課せられたのである。

池袋の闇市の近くにあった狭い穴倉みたいな屋根裏の部屋、兄の住む部屋に転げ込んでの生活。其処から国会議事堂横にバラックで作られた恩給局までの往復。満員電車に乗って、判で押したように通った。

　一年も経つと、もう我慢できなくなった。「こんなことを俺は一生するのか」。とても考えられなかった。そうこうしている時、島原高校の先輩で熊本大学の医学部に行っている男から声がかかった。実は前に述べたが、高校の新聞部で一年上の先輩だった。

「熊本はいいぞ、学園紛争もないし、飯も腹いっぱい食えるぞ」。

　この言葉に一も二もなく九州へ。そして、熊大医学部を受けた。当然休学していた九大法学部は退学した。当時は教養で単位さえ取っていれば私立、国立関係なく医学部を受験できた。医学部だけは試験があった。通れば学部の一年生、今の三年生に当たる。

　おかげで合格して熊大医学部生となった。思えばそれまで志が定まらないまま、あっちこっち浮草のごとき生活だったが、よもやそれから六十年、ここ熊本に根が生えようとは思いもよらなかった。

　それを決定付けたのは、「飯が食えるぞ！」の一声だったのかもしれない。終戦直後ほどではなかったが、まだ腹いっぱい飯は食えなかったのである。

「腹が減っては戦はできぬ」というが、高邁な志も空腹には勝てぬものか。しかし、志がなく、ただ食うだけでは何で生きているのかということになる。やはり、「右のポッケにゃ夢がある　左のポッケにゃチュウインガム」（「東京キッド」）なんだ。チュウインガムは食べ物という意味と、アメリカ式生活スタイルを象徴している。つくづくよく言い表したものよと感心した。歌は美空ひばり、日本中が歌った。

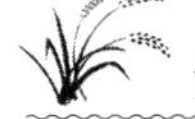

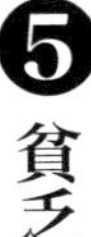

貧乏学生の生き方

戦後の混乱の中で大学に入学した私は、反米・反安保の怒濤の嵐の中に放り込まれ、行く先も見えぬままに東京に。そこでサラリーマン生活を体験。しかし、これも違う！　と迷いながら、たどり着いたのが熊本大学医学部だった。先輩の声掛けがそのきっかけであったが、島原高校時代の親友が理学部の物理にいた。

彼は結核を患い遅れて入学していた。絵が得意で高校時代に新聞部でイラスト専門だった。彼は卒業後大手の車両メーカに就職し、物理の理論とデザインの能力を発揮して車両の設計を、さらに東京都の交通システムをも手掛け有名になった。横浜市のマンホールの蓋に彼がデザインしたものがある。彼の名は山下恭生。しかし、道半ばで病のために夭折した。実は熊大を受験するとき彼の下宿に転がり込んだのである。

運よく入学してみると、すでに三年の空白があった。高校の後輩が上級生になっている。大学はストレートで入ったんだぞと息巻いても詮無いこと。では、この三年間を無駄にするまい、そう心に決めたのだった。

●授業料値上げ反対運動の中で開眼

入学して、驚いたことにこの年の入学生から授業料を値上げするというのである。育英会の奨学金とアルバイトで食っていかねばならぬ貧乏学生にとっては大いなる痛手である。文部省からの通達だから医学部だけではない。

ところが医学部は他の学部と事情が違う。前にも述べたが医学部だけは入学制度が異なり、前半の二年間、教養部と言って高等教育の基礎を学ぶのである。これはどの学部も一緒だが他の学部は選択して自分の決めた学部にそのまま進み計四年で卒業するのである。医学部の場合は二年間の教養部を終えたところで再度医学部への進学試験がある。これに通らなければ医学部には進めない。また医学部進学の必要単位さえ取っていれば自分の大学だけでなくどこの大学にも入学できる。私立からも国立を受験できた。

そこで授業料の話だが、入学式を終え喜びの気持ちに浮かれている時、突然「今年度（昭和三十一年）入学生から授業料を年額九千円にする」と医学部会計から通達された。それまでは六千円だったので三千円の値上げである。当時の物価基準が分かりにくいと思うので、支給されていた日本育英会の奨学金でみると、昭和三十一年では月額二千円、現在は四万円を超えている。つまり二十倍とみていい。三千円の値上がりは今の感覚で六万円相当とみてよかろう。

当然値上げ反対の声が上がった。早速クラス会を開いた。八十人の総意として反対が決議され

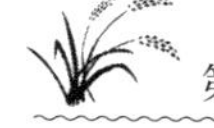

た。そして、私がその反対運動の委員長を命ぜられた。実は私が授業料の値上げの影響が一番切実だと思われたのであろう。

ここでお断りしておくが、何でもかんでも反対というのではない。よく考えてみると理屈が合わないのである。その理屈というのはこういうことである。

熊大を例にとると、我々は昭和三十一年に医学部進学の試験を受けて入学してきたが、もともとその二年前に大学（ほとんどは熊大）に入学している。他の学部に進んだものと比較すればなぜ医学部だけ途中で授業料が上がるのか、と思う。

さらに、決定的なことがあった。

実は、この進学試験の制度は我々までで、下の学年からは最初から六年制の医学部としてそのまま進級するという制度に代わっていた。我々が学部の一年と言っていたのは三年と呼ばれるようになった。

つまり、下の学年は昭和三十年の入学、従って授業料は入学年で決まるので安いまま、というわけである。三十一年入学生から上げるとなると下級生より上級生の方が授業料が高いことになり矛盾する。これが我々の反対の論点であった。

さあこれからが大変。何せ相手は文部省である。一旦出した通達をそう簡単に引っ込めるはずもない。しかし、おかしいのはおかしいのである。

授業が終わった放課後、クラス全員残って作戦会議である。

まずは、全員授業料は払わないことにしよう。実家の方に請求してくるだろうから、その点も徹底するようにと。そして、これを医学部の会計に伝えた。

会計課長は慌てて飛んできた。「授業料を納めないと除籍になりますよ」というのである。

「納めないと言っているのではありません。理屈に合わないから止めているのです。納得すれば直ぐにでも納めます。全員銀行に預けています」

まさかクラス全員を除籍（退学）にはするまい、ちょっとはったりもあったが、そういって応酬した。すったもんだしているうちに、会計課長も我々が言う理屈が間違っていないと思ってくれたようで、文部省にしきりと問い合わせていた。しかし文部省も一旦出した通達は容易には引けないのであろう。

だが、間もなくして、通達の一部変更を出してきた。

「同じ大学で進学した者は最初の入学をもって入学年度とする」

つまり、熊大の理科から上がって来たものはそのままの授業料でよろしい、というのである。入学生の比率から見るとほとんどは地元熊大である。文部省は我々の運動の切り崩しに来たなと思った。しかし、文部省側の壁も一角が崩れかかったとみていい。みんなに諮った。

「これを受け入れると、同じクラスメイトで卒業まで授業料が違うことになる。生涯恨まれるぞ」「どうするか？」

みんなの答えはＮＯ！　だった。直ちに会計課長に告げた。課長はまた頭を抱えた。すると来

た。次は、

「他の大学から来たものでも、ストレートできた者は二年前の入学を入学年度とする」というのである。

来たな！　と思った。二年間の教養を終えて単位を修得していても間に空白があれば今回の試験合格を持って新しい入学年度とする。というのである。私が典型的な例である。九大を途中で退学して熊大を受けた。しかも、間に東京で油を売っている。会計課長は私の経歴は知っているはずで、私を孤立させようとしているのだと、ちょっとひがんでみたが、そんなことを考える暇はない、残された者は数名になった。猶予はならぬ。諮った。

「あとは数名になった。この数名を残してみんなは授業料を払うか？　これからの四年間同級生として机を並べていくのにお前は授業料は安い、俺は高いと言って過ごせるか」。私がその数名の中にいたのでちょっと言いにくかったが。

「全員が値上げ撤回を勝ち取るまでは払わない！」。クラスの総意は固かった。本当に一人も払うものはいなかった。嬉しかった。

「文部省が決めた制度に従って同じ試験を受けて合格した同じ学年のクラスメイトです。授業料に差があっていいのでしょうか」

誠意をこめて会計課長に申しあげた。課長も分かってくれたようであった。脈は十分にある。私は読んだ。

夏休みを目前にした七月、遂に来た。会計課長から〃一切の文部省通達を撤回する〃との連絡が来た。文部省が一旦出した通達を撤回したのは未曽有のことではなかったろうか。みんなを集めて報告をした。

期せずして、万歳の声が教室中に響き渡った。私はみんなに深々と頭を下げ礼を言った。涙があふれそうだった。

●寮生活から誕生した七人の侍と新しい芽

授業料の話が少し長すぎたが、それにはわけがある。このことがきっかけでこれからの私の人生を決定付けることが次々に起こることになる。従って、この授業料問題は私にとって忘れることができない事件だったのである。

実は八十名のクラスメイトの大半は熊大の教養部（理科乙）から上がってきていた。外部から来た私は全員が初対面の者ばかり、しかも少し年食っている。ところがこの授業料値上げ反対運動が一躍クラスの一致団結を生んだ。私にとっては仲間ができた。同志が生まれた。

熊大医学部（当時は熊本医科大学）は、昭和二十年六月三十日の熊本大空襲でコンクリート建ての一部を残しほとんどが焼失した（写真1）。

やがて終戦、熊本城内二の丸にあった旧陸軍予備士官学校の跡地に仮の住まいとして移った（写真2）。病棟は旧陸軍病院跡などに寄生することになったが、この空襲で下宿を失った学生のために、医学部が移転した城内の敷地にあった兵舎を利用して「大學寮」が作られた（写真3）。

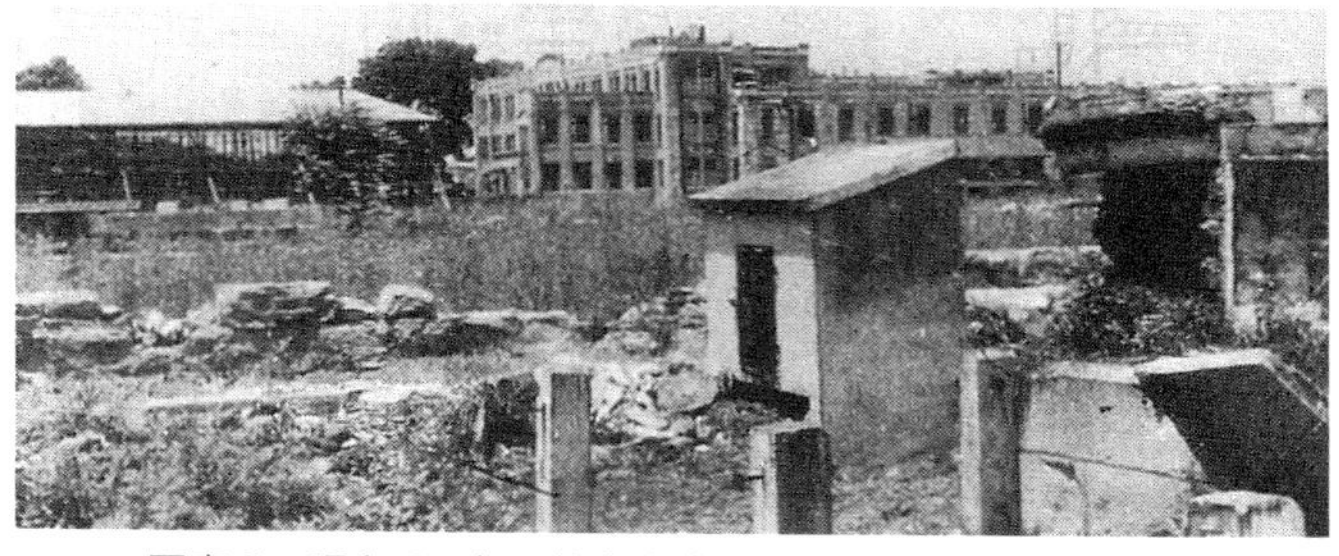

写真1　昭和20年の熊本大空襲で焼失した熊本医科大学

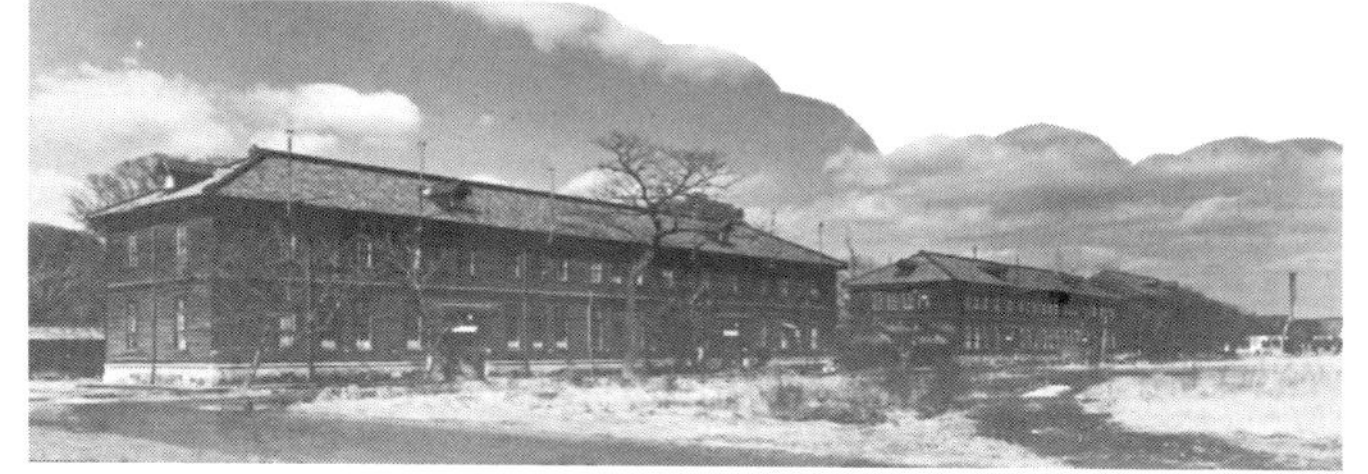

写真2　旧陸軍予備士官学校跡に仮住まいした熊大医学部

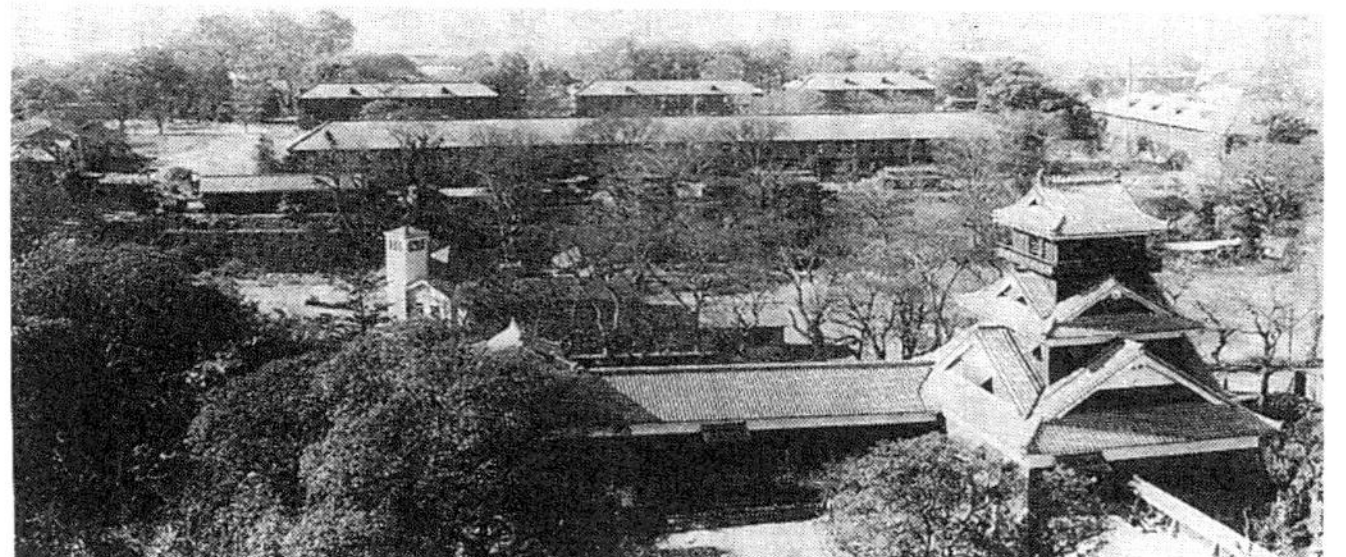

写真3　熊本城の方角から見た大學寮の全景、
現在は全部取り払われて広い芝生の公園になっている

最初は学生自身で何処からかせしめて来た映画の立看板やムシロなどで仕切って部屋を作っていた。次第に整備されたが、寮の運営は完全に自治制で、選挙で委員を選んだ。委員になると食券一ヵ月分が手当として出たので立候補者が多かった。私は早速立候補した。結果は上級生を排してトップ当選した。実はこれも授業料値上げ反対運動の賜物であった。私はクラスの中では全くのよそ者だったのだから。翌年には二年生で寮代表になった。

さて、この寮生活こそがそれからの長い人生行路の萌芽を生むのである。もともと近隣から通学できるものは寮に入る必要はない。従って、他県出身者や県内でも郡部の者に限られた。県外から来たものはそれなりに曰くがあってきているものが多い。それと医療関係者の子弟が少なかった。

前にも述べたが、医学部に来たといっても、志を高く掲げて入学したというわけではない。いつとはなしに集まってきた仲間ができた。「同じ釜の飯を食う」という譬えの通り、夕食後、娯楽室という畳の部屋でお互いの思いをぶつけあうようになった（写真４）。「何で医学部に来たんだ」「卒業すれば医者になるのだが、どんな医者になるんか」。時には女性論も出た。青春の悩みをぶちまけた。

いつとはなしに仲間は七人。七人の侍というようになった。その頃黒沢明監督の「七人の侍」が上映されていた。しかし、その中の一人は入学時に既に慢性腎炎を持っていた。一年の初め生化学の実習で自分の尿を検査することになった。彼の尿だけは試薬を入れると白濁するのを見て、ことの重要性が分からなかった医学生の卵たちは、俺にも分けてくれと面白がって彼のところに集まった。やがて彼は鹿児島の実家に帰り療養したが、卒業を待たずに世を去った。論客の一人で議論の中心人物だった。あっけない仲間の死を前にして、お互いの心の中に期するものが生まれたといっていい。

集まってただだべるだけでは意味がない、行動しよう。七人の侍は動き出した。

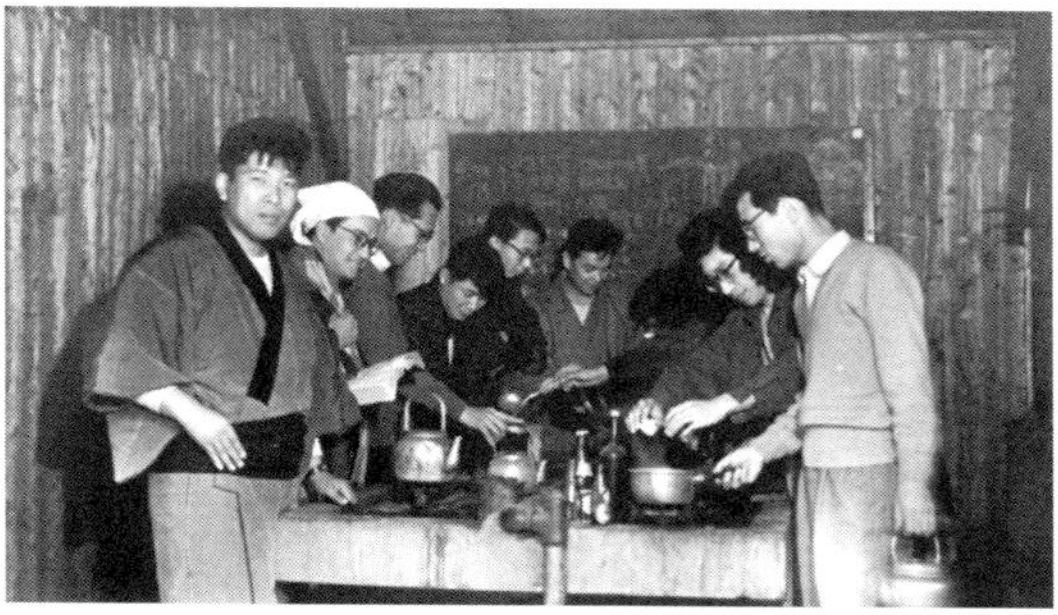

写真４　寮生活の一部、自分らで夜食の準備

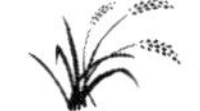

❻ 若き医学徒の悩み

昭和三十一年四月、熊本大学医学部に入学し、腹が決まった。医学を学ぶのだ、いや、医者になるのだ、という思いが明確になった。

しかし、それでもなお疑問があった。一口に医者といっても、様々な医者がいる。どういう医者になったらいいのか？　内科、外科、小児科などといった専門を考えるのではない。それは、これからの四年とその後一年のインターンでじっくり考えればいい。

問題はその前である。そもそも医学とは、人体の構造や機能を調べ、病気の原因、症状そして治療法を追究する学問である。医学部の一年生で解剖学が始まる。しかし、その時は死体の解剖である。亡くなって自らの遺体を提供された方には深く感謝と敬意を払うが、そこからは「いのち」の何たるかは見えてこない。

我々はこれから「いのち」を対象に医学を学ぶのではないのか。「いのち」ある人間、社会で暮らしている生きた人間である。その人たちとどう関わりながら、どのような医師になればいいのか？　ならねばならないのか？　疑問が大きく膨んできた。

●熊本学生セツルメントを起こす

前に述べた大学寮の片隅で何となく集まって駄弁りだした七人の侍（人数は必ずしもこだわらないのだが）、最初は殊勝にも古典的なドイツ語の医学書をみんなで輪読しようと始めた。

そこで先ほどの疑問を投げかけてみた。

「みんなはどう思うのか。こんなことを悩むなんてあほらしいことか」

ところが、みんなの答えはこうだった。

「俺も同じことを考えていた。そんなことは教科書には載ってない。誰かに聞こうにも、先輩にも教授の先生たちにも、なかなか聞けるものでもない」

意を強くした。自分だけではないのだ。

ではどうしよう。何もしないで悩んでいたって何も出てこない。行動しよう。

七人の侍の中に竹熊宣孝という論客がいた。何処で知識を仕入れてきたのか、

「世の中にはセツルメントというのがある。名前の通り、社会の中に入りそこに settle（定住）することで、人々と喜びも悲しみも共有しよう。そこから何かを学ぶんだ」

言われてみると何か面白そうだ。みんなは話に乗ってきた。先ずはセツルメントのことを知ろう。資料を集めた。すでに各地にある先輩セツルメントから学ぼう、ということになった。

昔から宗教家たちが、貧民救済事業として食事の提供などそれらしい活動をしていたことは

知っていた。いわゆる無償の奉仕活動である。今でいうボランティアであるが、当時はまだボランティアという言葉は一般的でなかった。しかし、我々が知りたいのは、学生運動としてのセツルメントである。調べてみると、学生セツルメントの歴史はかなり古いことが分かった。

事の起こりは英国で、産業革命によって大量の貧しい労働者、さらに失業者の群れが生み出されていた。ロンドンの町は、裕福な上流階級と貧しい下流階級とが東西に画然と住み分けされていた。その現実の中から、大学人が労働者の住む街に足を運び、貧しいがゆえに教育を受けられない人々のために大学拡張運動として起こったのが、セツルメントであるという。ロバート・オーエンの性格形成学院というのが一八一六年に建てられ、以来、次々に設立されたといわれる。労働者教育機関とでもいおうか。

セツルメント運動の父と言われた社会改革実践者トインビーは一八八三年に亡くなるが、彼の志を継いだケンブリッジおよびオックスフォード両大学の学生たちによって、ロンドンのスラム街にトインビーホールが建てられ、そこを拠点として活動が展開されていった。セツルメントではこの拠点をハウスと呼んだ。一九〇〇年には二十二のハウスがあったと記録されている。「知的特権階級である学生が地域の労働者や農民に接し、その生活に溶け込み、貧民の友として、生活の苦しみ、喜びをともにしながら労働者の教育を行った」とある。

今考えると、いささか慈善事業的ではあるが、労働者の自覚を促す事には役立ったのであろうし、同時にそれまでの象牙の塔の学問から、生活に根差した学問が生み出される素地が作られたと考えられるかもしれない。

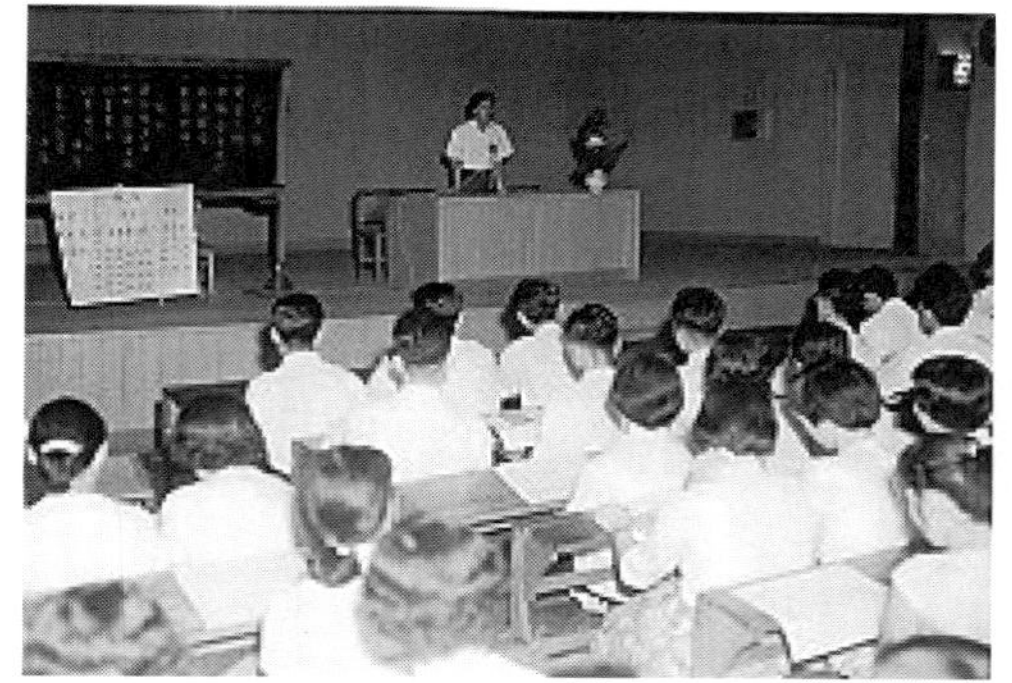

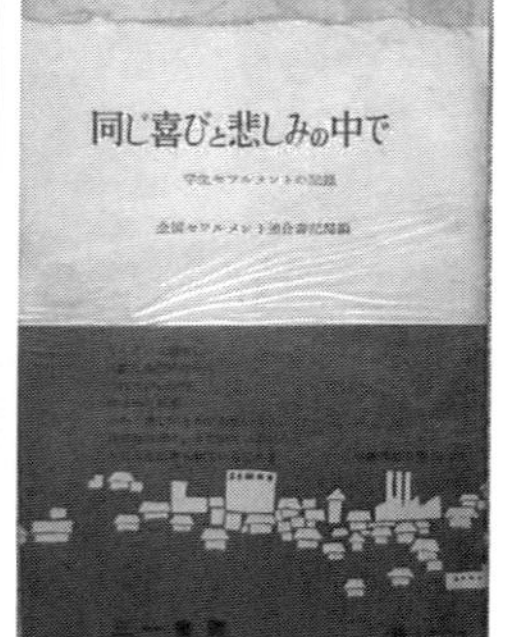

右：写真１　『同じ喜びと悲しみの中で―学生セツルメント運動の記録』（1957 年）
左：写真２　熊本学生セツルメント発会式

ところで、我が国の学生セツルメントの歴史を紐解くと、大正十四年、今からほぼ九十年前、関東大震災の直後、末弘厳太郎教授を中心に貧民救済に献身した学生たちのグループがあった。それが東京帝国大学セツルメントである。イギリスのセツルメントの理念が強く影響していたといってよかろう。

しかし、次第に台頭してきたファシズムの嵐の前に、昭和十三年に学生セツルメントは中断する。

戦後、民主主義が叫ばれだし、学生運動も復活する。きっかけとなったのは戦後荒れ果てた国土を襲ったキティ台風（昭和二十四年）だった。関東一円を巻き込んだ大災害となった。その救援活動を契機として、昭和二十五年、東大セツルメントが再建された。そして、九大（福岡）、名古屋、仙台、大阪、京都など、続々と創設されて全国的規模になっていった。昭和三十年には四十余りに膨れ上がった団体が集まり、全国セツルメント連合を結成するまでになっていた（写真１）。

●浪花節で集まった大集団

さて、わが熊本学生セツルメントは、昭和三十三年七月六日、熊本商科大学の大講堂で発会式を持って誕生した（写真2、3）。総数三〇〇名近くの大組織（?）だった。まず、そこがほかのセツルメントと違っていた。多くのセツルメントは、最初数名の同志によって作られ、苦難の道を乗り越えてハウスを持ち、活動するうちに、心ある人々の参加によって受け継がれ、発展してきたという形をとっている。

我々は最初から、熊本にある全ての大学のサークルに出向き、呼びかけて参加者を募った。何と三〇〇名の大集団になった。授業料問題で団結した我々のクラスは八十人のうち参加者が三十人、下級生を入れ医学部だけで一〇〇名を超えた。

地域社会の〝青い鳥〟
熊本セツルメント発足

写真3
熊本学生セツルメント発足を伝える
熊本日日新聞（昭和 33 年 7 月 7 日）

「何をするのかわからんが、君らがすることなら、かたろう（参加しよう）」

まさに、浪花節的である。これもほかのセツルメントと異なるところであった。三〇〇人もおれば、各人考え方も違う。セツルメントにかける思いも違うだろう。少なくとも、往年の学生運動家に見られた悲壮感はなかった。しかし、青春の一ページを何かにぶつけて、燃やして、想い出を綴ろう、そんな気はあったと思われる。私はそれでいいと思っていた。

熊本大学だけではない。私立の大学も含めて各大学、各学部、看護学校、保母養成所（後の保育短大）から来ていた

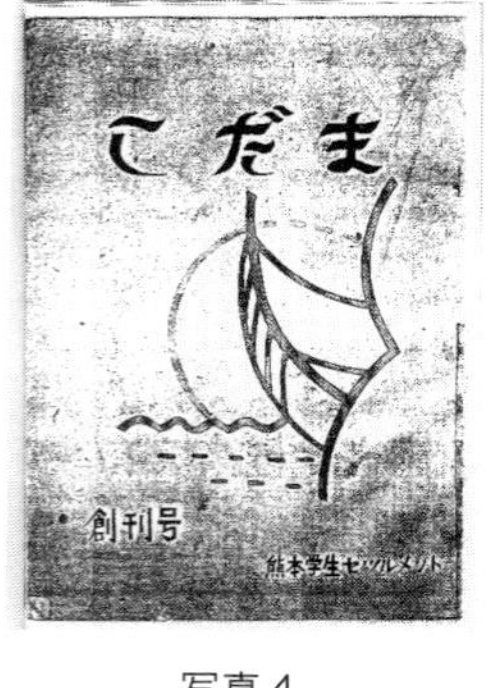

写真４
熊本学生セツルメント会報
『こだま』創刊号

ので、発会式の日、熊本短大部長の丸山教授（後の学長）は、その祝辞の中で、「ここに、熊本に本当の意味での総合大学ができたようだ」と述べたほどだった。

私が初代の会長に選ばれ、例の竹熊君が事務局長、各大学から役員を選出した。この大所帯をどうまとめ、一つの方向にもっていけばいいのか考えた。私の頭の中で三つの柱を立てた。当時の会報創刊号（写真４）に私が書いた巻頭言がある。その中から拾ってみる。

一．地域の向上発展のためになること

我々は地域社会を対象としている。その地域の住民の生活の中に入って、今大学で学びつつある専門的知識をわずかではあるが役立てたい。しかし、セツルメント活動は単なる慈善事業や奉仕活動であってはならない。地域の人たちが自分の力で自分の健康で文化的生活を作り上げるきっかけと意欲を持つように一緒に考えていこう。

二．我々が社会から学ぶこと

我々が学校で学ぶ学問が社会の中でどういう意義を持っているのか。「科学芸術を国民の中から国民の中へ」という標語のように学問が社会的または国民的課題に応えることができるのか。当初の疑問であった「医学部では医療の知識と技術を教えてくれる。しかし、何のために、誰のために医者になるのか」人々の生活の実態の中から学ぼう。評論家の中島健蔵氏が東大講師として「東大生にはセツルメントを必須科目にして全員セツルをやらしたらいいんだ」と語ったとか。

三．若いエネルギーの結集で次代の社会を築くこと

青年である学生は正義と信頼と愛が世界を支配する真の民主主義を最も望むもの。それは一人ではできない。団結し、そこに更なる力強いエネルギーが生まれる。このセツルメントで育まれたエネルギーはやがてここから巣立ち、次代の社会を創り出すエネルギーともなるであろう。

こうやってスタートしたが、セツルメントには活動の拠点、つまりハウスが必要である。当時、市内のほぼ中心近くに、空襲に焼け残った兵舎が放置されていた。そこに外地からの引揚者や沖縄からの疎開者などが自然発生的に住みつき、いわば一種スラム化していた。我々の中では熊本のカスバと言っていた。そこに目を付けた。

「決めた！　此処こそ我々の活動の場に相応しい」。みんなで決めた。しかし、団体行動をするのだからと、警察と保健所に届けに行ったら、意外な返事が返ってきた。

警察では、「あそこは学生さん達が行くところではない。危険だ。治安が悪く我々も手こずっ

ている。泥棒が逃げ込んだら絶対捕まらない」と。

保健所からは、「衛生状態は極めて悪い。いつ伝染病が発生してもおかしくない。出向いて注意し、指導しても言うことは聞かない。学生さんの手には負えないよ」と。

これを聞いて、我々はむしろ勇気が出た。そういうところだからこそ行こう。警察と保健所にはこう言って説明した。

「私たちは取り締りに行くのではありません。監督・指導に行くのでもありません。私たちが教えていただこうとして行くのです」と。セツルメントの趣旨を述べて行動に踏み切った。

さて、其処の住民の人たちに受け入れてもらえるのだろうか。考えた。まずそこを取り仕切っているボスに話を通さねばと思った。沖縄出身の方だった。我々青二才の学生と違い、百戦錬磨の怖いおじさんである。しばし考えていたが、「何を考えているのか俺には分からんが、警察ややかましいお役人とは違う真面目そうな学生さんたちだ。まあ、いいだろう」。

今までの人生で接してきたことのない人種と言わんばかりの顔をしていた。根はやさしい人なんだと思った。階段の下に物置にしているところがあるから使っていいよとまで言ってくれた。待望のハウスが確保できた。

次は、皆さんとどのようにして仲良くなって仲間に入れてもらえるかだ。

建物の裏手に少しの広場がある。日曜日のある日、時間がある者はみんな集まれ、と集合をかけた。その時、とにかく音の出るものを持ってくるようにと言っておいた。演奏会が始まった。ハーモニカ、笛、太鼓、三味線など、何もない者は洗面器をひっくり返して叩いた。誰もが知っている熊本民謡「おてもやん」、ほかに、唱歌や流行歌の類を適当に奏でた。すると、何事が始まったかと子供たちが集まり、その外側に大人が輪を作って寄ってきた。

「しめた！」

すかさず教育学部の学生が声をかけた。

「子供たち集まれ、今から紙芝居をするぞ」

子供たちに笑い声が出た。大人たちの中に安心の色が見て取れた。

「よしこれでいける」

かくして熊本学生セツルメントは船出した。

⑦ セツルメントから農村医学研究会へ

昭和三十三年、熊本のカスバと言われた青葉住宅に、熊本学生セツルメントはハウスを作り活動を開始した。

各大学、各学部から集まってきていたから、班編成は直ちにできた。医学・看護系の学生は環境や個人の衛生、健康相談など、教育学部・保母養成所の学生は子供たちの友達になり、お母さん方の教育相談など、女子大・短大の食物科の学生は栄養士の卵として安くて、美味しくて、栄養価のある食べ物を披露し、目の前で料理講習会を、法学部の学生は法律相談、商大の学生は零細事業者に経営相談をといったように、それぞれが分かれて活動した。

ここで、少しお断りしておきたい。セツルメントにいささか誌面を割きすぎではないかとお叱りを受けそうであるが、今思えば、私の農村医学のルーツがこのセツルメントだったように思うからである。

今しばしおつきあい願いたい。

●セツルで学んだ地域活動

さて、セツルメントの活動も次第に地域に馴染んできた。日曜日は、他の大学や学部の学生もやってきて様々な活動をするので、賑やかになる。特に教育学部の学生の紙芝居は人気があって、子供たちがたくさん集まってきた（写真1）。

平日は授業が終わってから行くので、多くの場合が五時以降になる。メンバーが交代で詰める。立場上、私や竹熊君はしばしば顔を出した。

エピソードを二つほど紹介してみよう。

大分親しくなってきた頃、「学生さん来てくれ！」。声がかかる。駆けつけてみると、激しい夫婦喧嘩の真っ最中。皿が飛ぶ、コップが割れる、卓袱台（ちゃぶだい）はひっくり返され、怒号が飛び交い、まさに修羅場。隣との隔壁が不完全な集合住宅ゆえ、喧嘩の状況は筒抜けである。経験未熟な我々学生が、犬も食わぬ夫婦喧嘩を仲裁できるわけがない、高みの見物と洒落込んだ次第。

やがて、みんながワイワイ集まったので、当人たちも照れくさくなって収まった。

次の話、これは真剣な話である。

ある日のこと、「学生さん、子供が、子供が」、オロオロと慌てる母親がハウスに駆け込んで来た。「そは何事か」と駆けつけると、小さな幼児が高熱にうなされている。

「さあ、どうしよう！」。子供はぐったりとしている。「熱があっても元気な子は心配ない。ぐったりしていたら危ない」。小児科の講義で聞いたことがある。

我々はまだ医者ではない。近くの医院に連れて行こうと言ったら、「行かない」と親が言う。それなら医者を連れて来よう。思い当たったのは、セツルメントの医学部の指導教官、六反田藤吉先生（後に熊大学長）。今のように携帯電話がないので、公衆電話を捜し、とにかく駆けつけていただいた。実は、先生は微生物学の教授である。

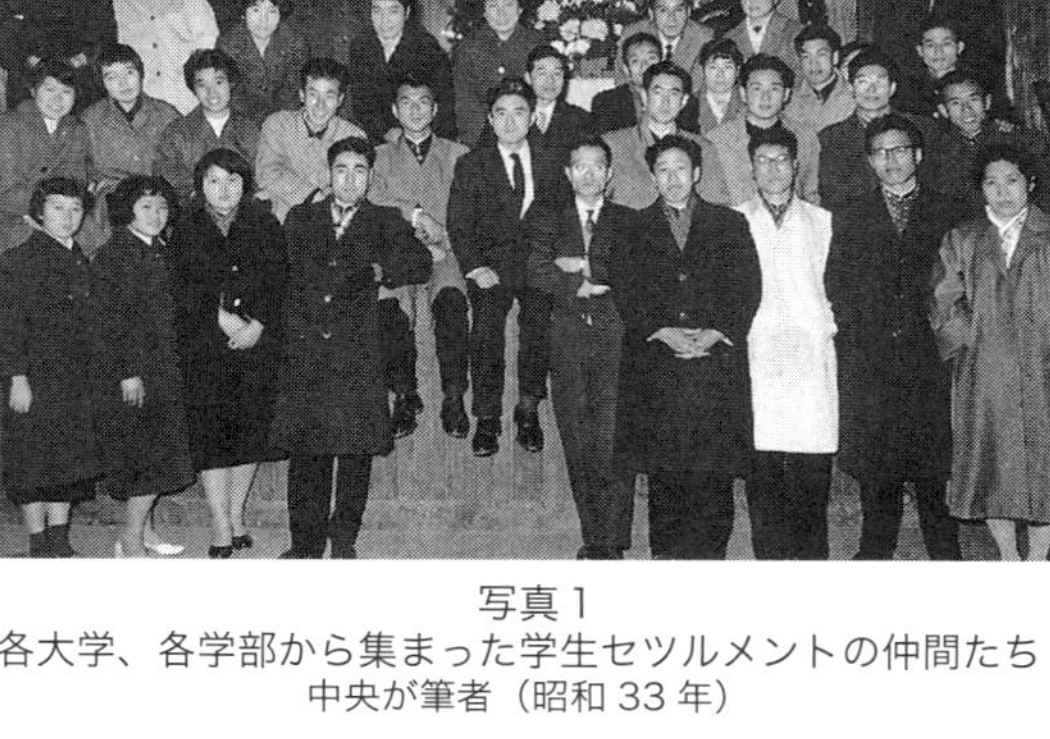

写真１
各大学、各学部から集まった学生セツルメントの仲間たち
中央が筆者（昭和 33 年）

「俺は細菌ばかり見て、人間は診てない。聴診器なんて久しぶりだ」

「先生、そんな呑気なことを言わないで診てください。先生は医師免許を持ったお医者さんでしょう」

救急医療の現場を経験していない我々は慌てていた。

先生は、胸に聴診器を当てた。

「これはいけない！　肺炎を起こしているかもしれない。すぐに病院に入院させ治療をしないと命が危ない」

それを聞いた我々は、「命こそ一番」。六反田先生にはお礼もそそくさと、親の反対をよそに、拉致するように子供を抱えて近所の開業医の先生の門を叩いた。

親が反対する理由は分かっていた。金がないのである。当時は、国保の自己負担は五割。いや、この家族にはその保険すらない。

「金はどうにかなります。今は子供の命が第一です」。オロオロする親に言い含めて連れて行ったのである。

そこの先生もかねてより挨拶をしていたので、夜中にもかかわらず気持ちよく診ていただいた。やはり肺炎を起こしていた。放置したら危なかったと言われた。直ちに入院となった。

「これで助かった。よかった」と思った。

もちろん、青葉住宅の住民で金がありませんと伝えた。

先生から、「それでは生活保護、とくに医療保護の制度があるから、早速手続きしなさい」。言われて初めてそういう制度があることを知ったのである。早速、翌日には市役所に行こう。あの子の親も安心して治療が受けられるだろう。そう思ったら、一気に安堵の気持ちが湧いてきた。

あとを先生にお願いして医院を出たときは深夜になっていた。仰げば満天の星空である。大きく深呼吸をした。すると、体のあちこちがむず痒い。思わずボリボリと掻いた。そうだ、青葉住宅で蚤を貰ってきたのだ。一緒に行動してきた竹熊君も、同じようにボリボリ掻いている。顔を見合わせて笑った。充実した一日だった。

●都市型セツルメントは農村僻地へ

かくしてセツルメントの活動は順調に進み、第二種社会事業団体として認められ、社協活動の一環として指導援助を受けることになった。私も医学部の卒業を控え、卒業試験に集中せねばならなくなって、次の学年にバトンを託した。

次の学年はユニークな活動をしている。当時、小児麻痺（ポリオ）が流行した。大学の衛生・公衆衛生の教室の指導の下、熊本市内のポリオ患者を戸別訪問（発症患家七十五戸、その隣接家庭などを含め計二二〇戸）、患家の衛生状態、経済状態、衛生知識など、公衆衛生的見地から調査し、発病の要因、感染経路などを追及、従来日本でのポリオの疫学調査中最も広範な調査活動として賞賛された。

そうこうしているうちに、青葉住宅の実態が世に明らかになるにつれて、遂に熊本市は青葉住宅の改築を決めた。これまでの兵舎の跡を取り壊し、そこに低所得者集合住宅を建てることになった。

それによって、熊本のカスバはなくなった。我々の活動の場がなくなったのである。

昭和三十五年、熊本学生セツルメントは、都会から農村に活動の場を移すことになった。

熊本県は、県人口の四割近くが熊本市に住む一極集中型。従って、周辺部には僻地と言われる地域が多い。当然無医村も多かった。今日では行政の大型合併によって無医村はなくなったのだが……。

活動地区を六ヵ所選んだ。いずれも熊本県からすれば端っこ、大分県、宮崎県、鹿児島県の県境の近くにある地区である。そこは、医療面でも、文化面でも、教育面でも、いわゆる過疎地である。

活動時間は、今までのように授業が終わってからというわけにはいかない。夏休み、春休みを、これにあてた。

医学・看護系、文化・教育系、食物・栄養、法律、経営等の学生は、各班に分かれてそれぞれ配置され、地区班が単位となった。熊本から離れているので、当然宿泊する。ホテルや旅館があるわけがない。みんなはシュラーフザックを担いで行き、僻地の小学校や公民館に寝泊まりした。私もすでに学生を卒業しており、ＯＳ（オールドセツラー）として、保健指導の真似事はできた。僻地における農村セツルメントである。

●いよいよ熊本農村医学研究会の設立

時を同じくして昭和三十五年、熊本大学公衆衛生学に、名古屋大学から野村茂先生が教授として赴任された。先生は産業衛生の権威で、特に産業中毒が専門。農業県である熊本県が、先生を放っておくわけはなかった。その当時、熊本のミカン農家でダイホルタンなどの強い消毒液を散布し、皮膚かぶれが多かった。熊本に赴任されて最初に取り組まれたのが、農薬中毒問題であった。

私はインターン生だったが、農村医学研究会を作ろう、同志に呼びかけた。医学と言っても、

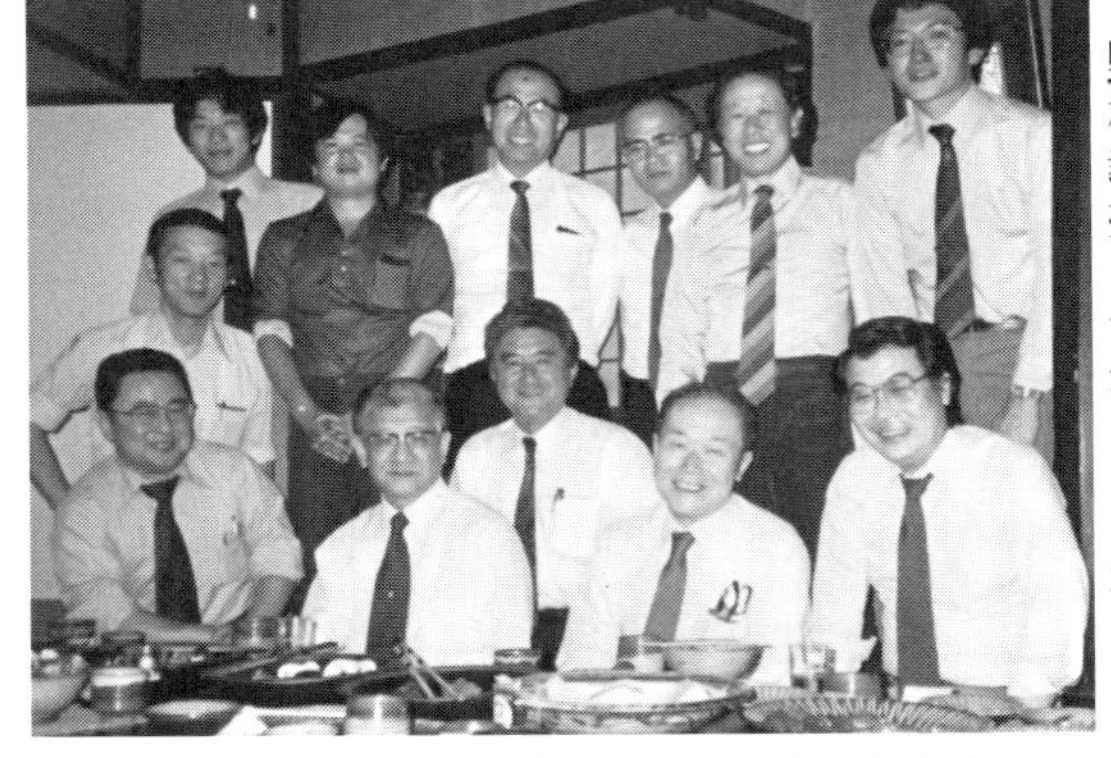
写真２　若月先生（前列右から二人目）を迎えて。
熊本農村医学研究会の医師たち。
若月先生の左横が野村茂先生。

医師だけの勉強会ではない。農村保健に役立つ実践の会にしたい。農村で働く保健、医療、生活のすべての職種に呼びかけた。これはセツルメントの時と同じ手法である。保健所の医師や保健師・栄養士、地域で開業している医師、市町村の保健師、農業改良普及所の普及員、農協の生活指導員、それに我々のような大学や公的病院に勤める医師たちである。

野村教授を会長に、事務局を公衆衛生学の教室に置いた。翌年から同教室に助教授として赴任された高松誠先生（後の久留米大学教授）を事務局長に、熊本農村医学研究会が発足した。

農村には様々なテーマがある。前に述べた農薬中毒、農夫症、ハウス病……。しかし、生活指導員の何人かから聞かされた。「先生たちは病気のことに関心があるのでしょうけど、農家の古い因習の中で我慢して働きずくめの嫁がいます。少しぐらい具合が悪くても休むわけにはいきません。病気は手遅れになってしまうんです」と。

佐久病院の若月俊一先生の話を聞いた。農村医学には、農業そのものからくる農業病と農家という生活習慣からくる農家病、それに農村社会の持つ歴史的環境的要因からくる農村病があるという話に、心から感動を覚えて納得した。

若月先生を熊本に何度となくお呼びした。講演を聞いた。農協の婦人部（現 女性部）や生活指導員の中には、若月先生のファンが広がっていった。そして、我々熊本農村医学研究会は、すっかり若月イズムに傾倒した若月党になってしまった（写真2）。

しかし、私はまだ医者になったばかり、インターンを熊大附属病院でうけ、直ちに第二内科に入局した。そこは、伝統ある血液学の教室。まずは、そこでしっかり内科の勉強をしようと思った。件の竹熊君も東京でのインターンを終えて、同じ内科に入ってきた。セツルメントの時から一緒で、この先も同じ道を歩む同志となる。みんなは落語に出てくる呼び名のように〝くまさん〟〝わっさん〟といった（写真3）。

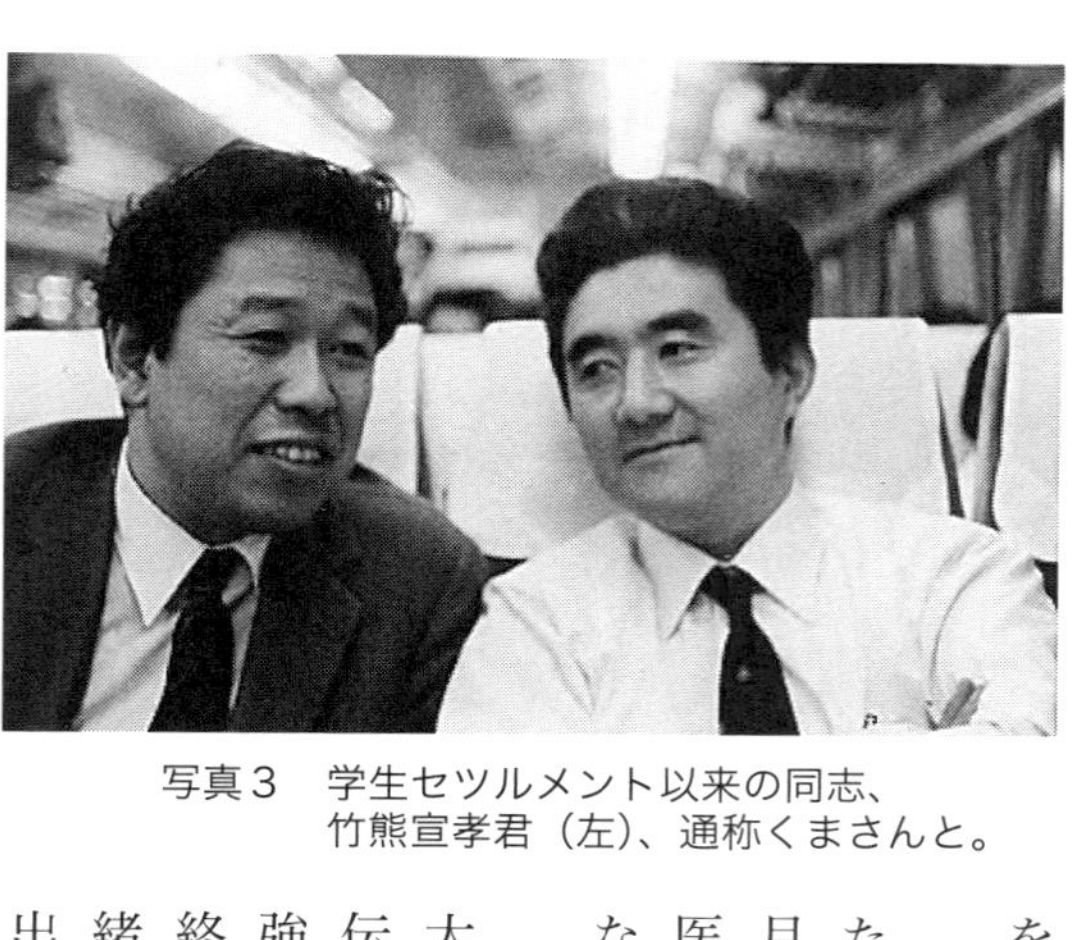
写真３　学生セツルメント以来の同志、竹熊宣孝君（左）、通称くまさんと。

大学院に入ったので、四年間はみっちり勉強し、大学病院での患者診療を学び、学位論文も書き上げた。さあ、これから、農村医学研究会も本腰を入れていくぞ。一つのステップを上がった思いであった。

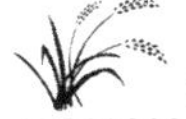

農村医学研究は佳境に

若月俊一先生の指導の下、熊本の農村医学研究会は多種多様な職種の会員を抱え込みながら、動き始めた。まだ熊本には厚生連はなかった。

前項（❼）で述べたが、会長の野村茂熊本大学公衆衛生学教授が中毒学の専門だったこともあって、まず取り組んだのが農薬中毒であった。

熊本市に隣接する河内町、天水町は有名なミカンの産地で、有明海に面した丘陵地の斜面を利用して町を挙げてミカンを作った。確かに気候風土に恵まれ美味しいミカンを、全国に「河内みかん」「天水みかん」として販路を広げていた。

そこで起こったのである。

●農薬中毒問題は農業のあり方を問うた

熊本県は農業県で、その財政基盤を農業に依存する面が強かった。その中でミカンは主力作物とみられ、県も力を入れていた。前記の河内町や天水町は気候風土上適地と考えられ、ほとんどの農家は他の農作物をやめてミカンを作った。私が訪ねた農家など、家の周りの庭や自家消費のための菜園もミカン畑になっていた。家の軒の下までミカンの木だった。

ミカンを売って野菜は買えばいい。これが当時の農政の方針だったようである。

私が農協の健診に行っていて、よく遭遇した不思議な光景があった。道路を出張販売の八百屋さんの車が拡声器をかけて通り過ぎようとする。健診を受けていた農家の主婦たちが競って野菜を買いに走っていく。何とも奇妙な感じを持ったものであった。

私の幼い頃の思い出が蒸し返されて頭をもたげてくる。

我が家も貧しい農家だった。あの戦争中のこと、両親は海外に出向いていたので、祖父母の下で小学校高学年を過ごした。畑の主な作物は麦と甘藷で、それを輪作した。そのほかに、大根・白菜・人参・南瓜・胡瓜など、様々な野菜を作っていた。鶏も飼っていたので卵も採れた。

その上さらに、大体どこの農家も牛を飼っていた。乳牛である。子を孕ませると生まれた子牛が雌なら高く売れた。雄でもまずまず引き取ってくれた。産後は牛乳を搾って出す。それが結構な日銭になった。それればかりか牛糞はいい堆肥となって畑に還元し、美味しい野菜が頂けた。

この牛の世話は、小学校高学年の私の仕事だった。朝早く祖父が裏山の草を刈り取って束にしていた。祖父は心臓が弱く喘息気味だったので、私は目を覚ますとその草の束を集めて担いで帰ってくる。朝露をたっぷり含んだ草は小学生の肩にはこたえた。その草と稲藁とを小さく切っ

表1　天水町における皮膚障害の発生状況

	昭和41年	昭和42年	昭和43年	昭和44年
農業従事者数（人）	1409	1413	1422	1347
発症者数（人）	442	577	442	332
発症率（%）	31.4	40.5	31.1	24.6
農家世帯数（戸）	515	514	518	508
発症率（%）	53.2	64.8	53.8	41.5

有松徳樹「農薬Difolatanの向皮膚作用の本態に関する研究」
熊本医学会雑誌44（8）より

て混ぜ合わせて、それに米糠を適当に振り掛けて、牛の餌箱に投げ込む。牛は喜んで食べる。

さらに豆腐屋に走りおからを貰ってくる。それをバケツに微温湯で溶き塩を一つまみ入れてやると、牛はズウズウと音を立てて飲んでくれる。一気に飲み干すと美味しかったよと言わんばかりに舌なめずりする。その仕草が何とも言えず可愛かった。そして、「いってきます」と言って学校に走っていく。これが毎日の日課だった。

日曜日など、乳絞りもさせてもらった。しかし慣れないと、折角絞った乳を後足で蹴り上げられ、バケツごとひっくり返されたこともあった。よく見ていると、祖父は牛とのコミュニケーションがうまかった。何事も心が通じ合わないといけない。牛だけでない。声に出さない野菜たちも同じだと思った。祖父は、畑に行って何かボソボソと野菜に話しかけていたように思う。

戦後、農業の姿はすっかり変わった。あの有畜農業はない。牛を飼うのは専門の酪農家となり、何十頭から何百頭も飼う。搾乳も機械化し、まさに工場みたいである。養鶏もそうだし、果樹もしかり。熊本のこのミカン畑も、一山全部がミカン畑である。農薬ダイホルタンの水溶液をヘリコプターから空中散布するのである。

それで皮膚かぶれ（おもに接触性皮膚炎）が多発した。表1の通り、天水町の調査で、昭和四十一年は所帯数五一五戸の五三・二パーセント、農業従事者一四〇九名のうち三一・四パーセント、一番多かった翌四十二年は農家数でいえば六四・八パーセント、農業従事者の数からみると四〇・五パーセントが皮膚障害を発症した。四十四年には製剤の改良、取り扱い方法の改善によって、漸次減少する傾向になった。

このこともあって、「農薬は農毒でもある」「虫も殺すが人はじわっと殺される」などの言葉が囁かれた。日本農村医学会では全国から農薬中毒の報告が出された。皮膚障害ばかりではない。肝臓、腎臓などへの影響も次々に出た。学会としても研究班を編成して調査に取り組み、佐久病院に付属の農村医学研究所が作られ、本格的な調査研究が進められた。あまりにひどい被害をもたらす農薬については厚生省に進言し、使用禁止、発売禁止にまで追い込んでいった。

訪ねて行ったあるトマト農家のおやじさんが、苦汁に顔をまげて訴えてきた。

「あんたたち医者どんなダメダメと言えばよかろうばってん、今までの農薬が使われんごとなって病害にやられ収穫が半減した。どうにかしてくれるとかい」

「農民のために」「農民とともに」、私たちはそういったスローガンの下に農村医学会を作ってきたのに、農民の幸せに役立っているのだろうか。自問しながら話をした。

「この頃、医者通いの人が多くなってきたよね、薬を山のように飲んで。本当なら病気にならんたくましい体になれば薬は要らんとよ。畑の作物も農薬がないと収穫ができんというのは、作物の体が弱くなっとっとです。農薬と化学肥料で土が病気しとるとです。夏の暑い日には土を大きく掘り起し、太陽のエネルギーを土に与え、真冬の寒い日には土の中に空気を通し、堆肥を敷きこんで馴染ませ、健康な土を作りましょう」

子供の時に祖父から教わった農作業のコツを、偉そうに農業のプロに語った。

●農夫症、ハウス病、い草塵肺症、農機具災害、白蠟病……

農薬中毒ばかりではない。当時マスコミでは、医学用語で無い病名が語られた。

まず、農夫症。農夫に多い慢性疲労症候群とでも言ったらいいのか。最初の言い出しはどなたか知らないが、若月先生が学問的に意味付けをして、広くひろめられた。農夫の体にかかる肉体的精神的疲労、栄養不良、感染症、それに寒冷障害が原因と書かれている。間違いはないが、九州熊本は寒さではなく、暑さが疲労の原因となった。

ハウス病。この病名は一般の人にはわからない。ハウスというのは、当時急速に普及したビニールハウスのことである。畑にビニールシートとパイプで作物を保護するハウスを作る。冬でもハウスの中は真夏の温度、季節外れの作物を作れば高く売れた。

私たちが子供の時は、真夏に汗をいっぱいかいて帰り、天然の冷蔵庫だった井戸の中に吊るされたスイカを引き上げて、切って食べる。何と旨いこと。最高の味覚だった。

今日、スイカは春まだ寒さが残る季節にもう出る。出されても食指が動かない。この早出しスイカの生産量も熊本は日本一であった。当然、真冬に育てないと春の出荷はできない。真冬は、ハウスの中を石油で暖房するのである。ハウスの中は高温多湿。今では大型ハウスがほとんどだが、当時は腰をかがめて仕事をした。腰痛が多かった。そのうえ狭い空間に後生大事に農薬を散布した。たまったものではない。ハウスの中は暑いので水を多飲する。そのため食欲がわかない。あとの調査で分かるのだが、ハウス地帯に特に貧血が多かった。また、暑いハウスから外に出ると寒い冬の気候、一日のうちに夏と冬を繰り返す。自律神経がおかしくなってしまう。風邪をひきやすい体質になっていた。

熊本の南部に広がる八代平野は、当時い草の特産地で、一時岡山地方を凌ぎ日本一の生産量を誇った。刈り取ったい草は珪藻土が入った泥で染めるのである。これを乾燥させると、泥が宙に舞い、これを吸って塵肺を起こす。朝から晩までこの泥染作業をするのだから、呼吸器障害を発症する。これも熊本特産品生産の影の姿である。その後、特別の乾燥機を考案したり、乾燥室の換気を工夫したりして大分改善した。一時はい草御殿が立つほど景気が良かったが、畳の需要が減り、さらには中国製の安い原草の輸入に押されて、生産量は大幅に減少した。

農作業には事故や怪我はつきもの。私も、子供のころには小さな怪我をよくした。ところが、農業機械が導入され、さらに大型化に向かった。それにつれ、事故や怪我も大型化していった。しかも電動式で、電源が切れないと事故は拡大する。指一本から腕一本、足一本を失くす人が見られた。

熊本県には広大な山があって、国有林、民有林を問わず林業に従事する労働者も多かった。かつては木を伐採するのに鋸を引いて切り倒した。まさに樵（きこり）の仕事。戦後にチェーンソーが生まれ、作業の能率は向上した。しかし、それを使用する労働者に指先の血行障害が起き、あたかも白い蠟燭のようになる。人呼んで「白蠟病」といった。振動病である。

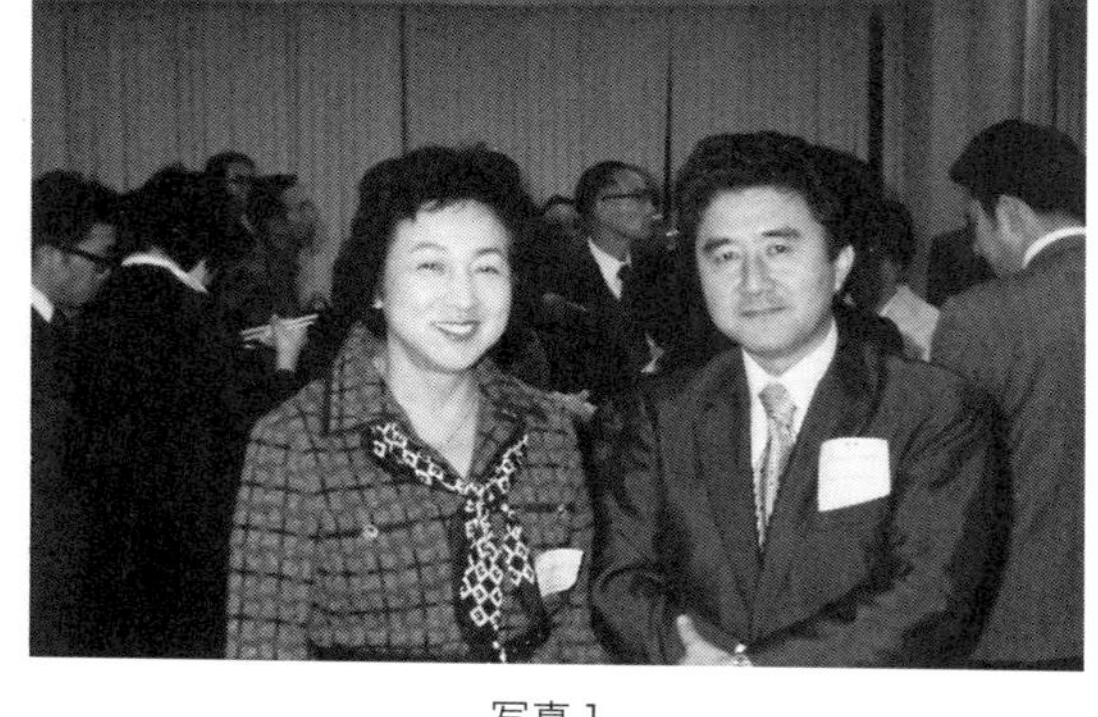

写真１
農村の健康調査でともに活動した上田カツ子さん（左）と

農村には様々な病気があることが分かった。しかし、農村にはまだ四つの病気があると言われたのは、たしか若月先生ではなかったろうか。

四つの病気とは、「きづかず病」「ほったらかし病」「がまん病」「自己治療病」である。

「農村は病んでいる」。マスコミは書き立てた。それならきちんと組織だって健康調査をしよう。いよいよ県農協中央会が動きだした。

そこにはなくてはならない人物がいた。上田カツ子女史（写真１）。女史と書いたが、農協中央会の生活指導部の職員。県下の農協生活指導員や農協婦人部のまとめ役であった。大柄で美人だった。その話し方は自信に満ち、説得力があった。酒が強く、熊本県の酒豪番付で張出横綱の位置

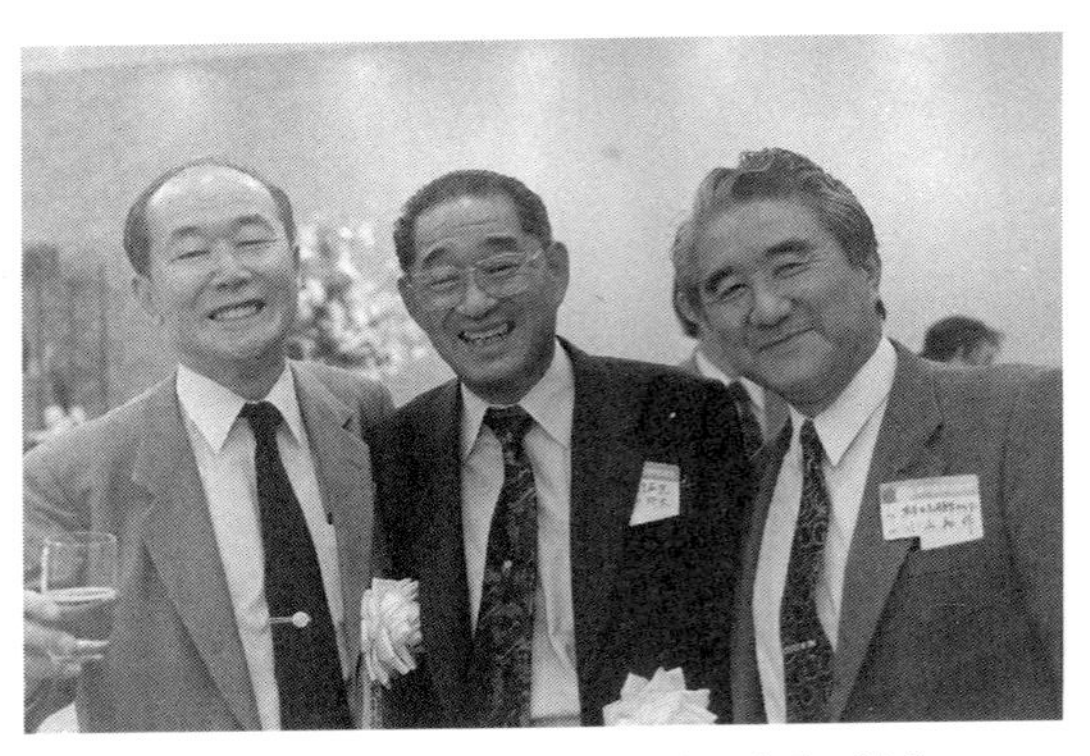

写真２　酒が入るとご機嫌な若月先生（左）
農村医学会の懇親会で

にランクされるほどだった。

若月先生とも親しかった。ご存じ佐久病院は、若月先生を始め酒好きの先生たちも多く、佐久病院でなく〝酒病院〟とまで言われた。若月先生の語録に、「農家の人たちと話すには酒は大切、酒が出れば本音が聞ける」とある（写真２）。佐久病院の近くの酒屋さんには熊本の球磨焼酎がある。上田さんの差し入れであった。

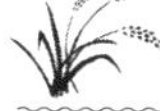

❾ 婦人の貧血問題が農村の健康調査に火を

農薬中毒から始まった熊本の農村医学研究も、職業病としてのハウス病、イグサの泥染作業によるじん肺、林業労働者の白蠟病など、広範に広がりを見せていった。しかし、主に公衆衛生学教室の仕事として進められてきたといっていい（写真1）。

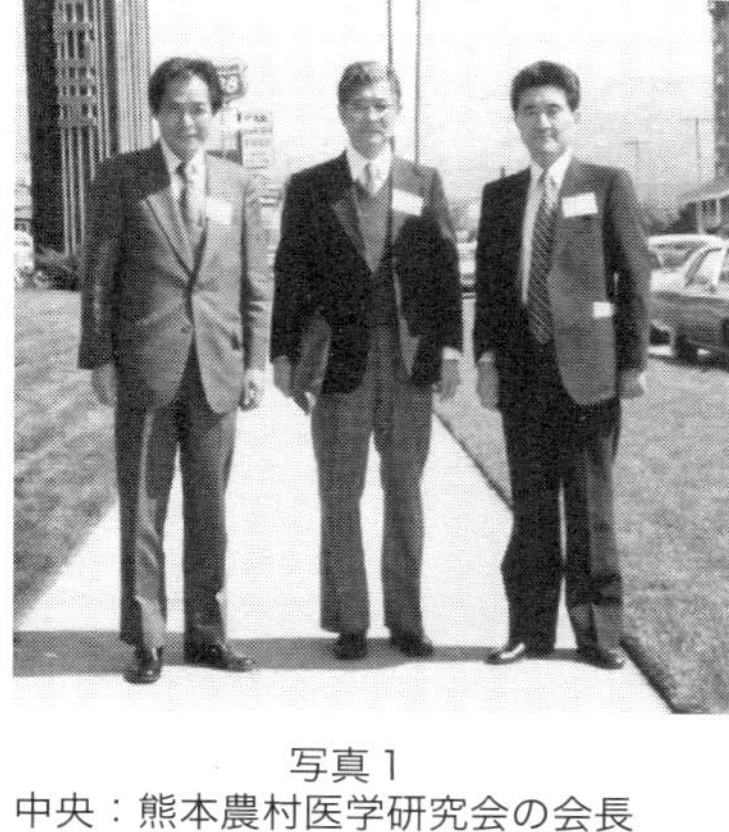

写真1
中央：熊本農村医学研究会の会長
野村茂先生
（熊大公衆衛生学教授）
左：同研究会 初代事務局長
高松誠先生
（同公衆衛生学助教授、後に久留米大学教授）
右：筆者

ここで事件が起きた。記憶する人も少なくなったと思うが、昭和三十九年、時のアメリカ大使ライシャワー氏が暴漢に襲われ、出血多量で入院。輸血で命を取り留めた。ところがその後、輸血後肝炎で黄疸を発症した。マスコミが「黄色い血」と騒ぎ社会問題になった事件である。

当時、医療用の血液は、専ら民間の施設での売血で賄われていた。売血者にも

表１　血液比重による採血不適格者率（1970 年）（全国・熊本県）

	男性			女性		
	受付数（人）	1.052未満者		受付数（人）	1.052未満者	
		数（人）	率（%）		数（人）	率（%）
全国総計	1,905,554	22,327	1.2	887,944	192,980	21.7
熊本県	29,723	270	0.9	16,714	4,795	28.7

限界があり、管理も十分とは言えなかった。一方、医療の進歩で血液への需要が増し、供給が間に合わなくなってきていた。

そこで、国が動き出した。輸血用の血液は善意の提供者の献血によって行うとして、全国に血液センターを設置して、赤十字社が運営に当たることになった。熊本県赤十字血液センターの開所式は昭和四十年二月だった。

●農村婦人の「うすい血」

血液センターは県内各地に献血車を繰り出し、採血事業をはじめた。そこで、驚くべき結果が判明した。献血には基準がある。我が国の場合は血液比重で一・〇五二未満は採血不適合者として不合格、献血はできなかった。この採血不合格者が続々と見つかったのである。

表1は全国の統計と熊本の数字である（日赤中央血液センター、一九七〇年、全国都道府県別のレポート）。誌面の都合で全国合計と熊本県の数字だけを表示した。元々貧血は、男性には少なく女性に多いことは分かっていたが、女性の三割近い人たちに貧血があるのは驚きであった。アメリカやオーストラリアなどの先進諸外国の基準を見ると、比重で一・〇五三としていて、我が国より高い。仮にその数字を当てはめてみると、半数以上が不合格となる。それだけ我

が国の女性は血がうすいのかと思った。

血液の比重不足は何を意味するのか。栄養不足か。文明の尺度と考えるのは考え過ぎだろうか。そうだったら我が国は、特に女性に関しては途上国並みと言わざるを得ないのだろうか。日本人女性の貧血者がこんなに高率であることに、社会もマスコミも強い関心を持った。

以前から、血液学の教えるところでは、若い思春期の女性に鉄欠乏性貧血が多いと言われていた。この時期は体が急成長し栄養が追いつかない、しかも、月経がはじまり、失われる鉄分が多く、貧血になる。若い菜っ葉がすぐ萎びていくのに似ているので、若菜病とか萎黄病とか言っていた。ところが、献血の際の対象者は思春期の女性ではない。むしろ働く女性集団である。熊本は全国レベルに比べ七ポイントも低い。農村婦人が足を引っ張っているのではないかとみた。

実は、この全国統計では都道府県間の頻度に大きな差がある。最も比重不足が少ない岐阜県は八・六パーセント、最も高い県は三九・三パーセントの滋賀県、因果関係は考えられない。これは採血対象集団の社会的構成の違いが関係しているとみられた。対象集団によって差があることは前にも述べたので、ご記憶あろうかと思う。栄養士の集団では四・六パーセント、洋裁学校生徒一二・六パーセント、大学病院看護婦二八・七パーセント、そして、我々が調査した農村婦人の集団では三八・九パーセントであった。さらに細かく見てみると、低比重者が五〇パーセントに達する農村地区があった。このような農村婦人の健康状態が、やがて大きな社会問題に発展していったのである。

私が入局したのは熊本大学の第二内科。ここは伝統ある血液学の教室で、日本の血液学の創始

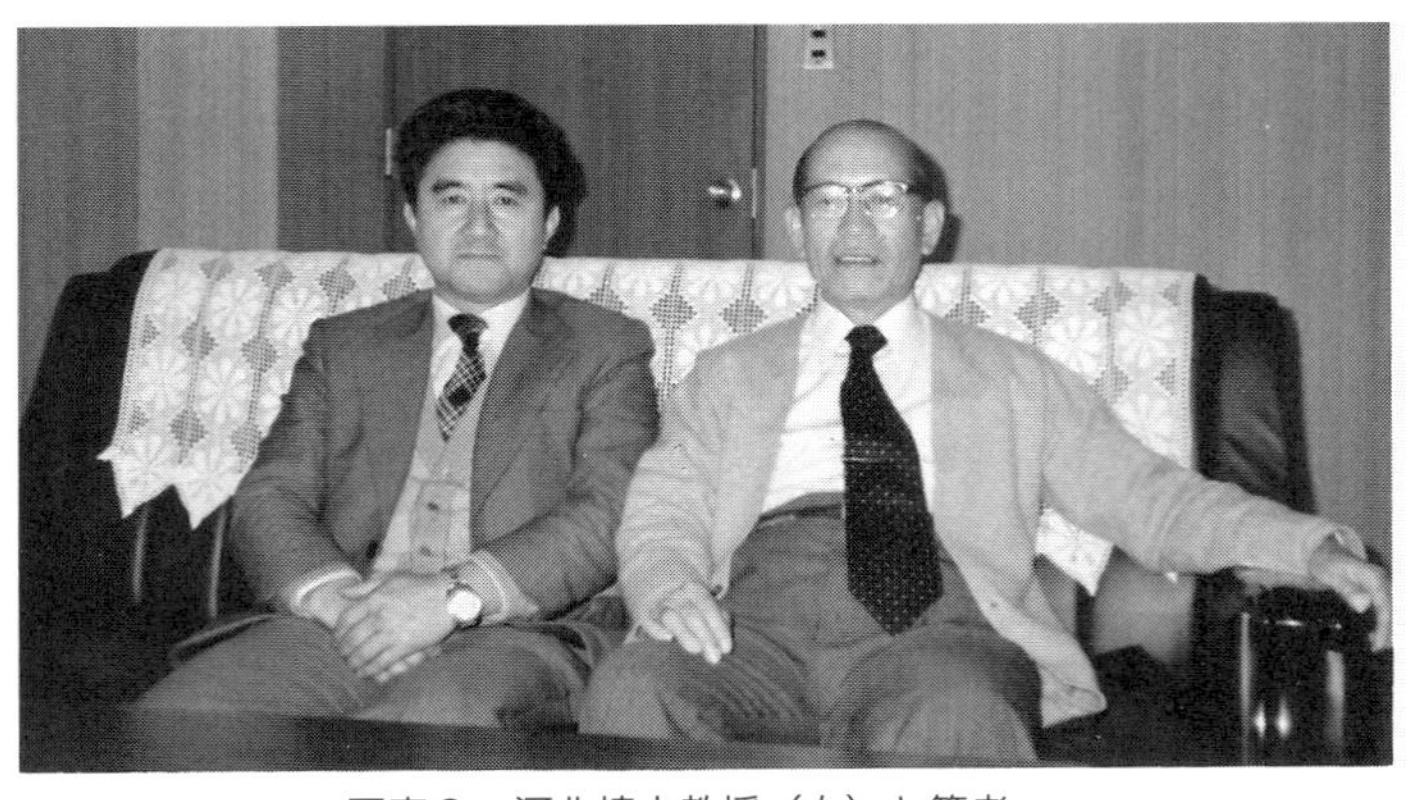

写真２　河北靖夫教授（右）と筆者

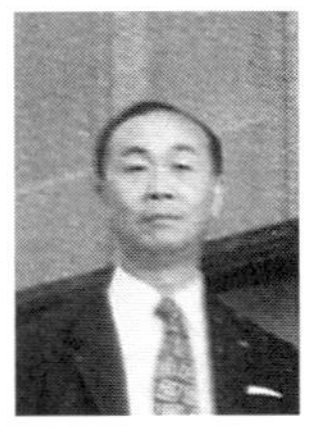

写真３
当時の熊本県農協中央会指導部長
池崎喜一郎氏

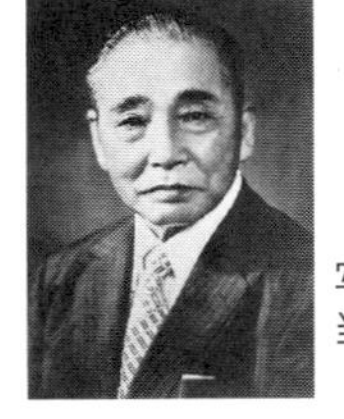

写真４
当時の熊本県農協中央会長
杉本泉氏

者ともいわれる小宮悦造教授とその弟子が私の恩師河北靖夫教授、その直系のまな弟子を自認する私としては、この農村婦人の貧血問題を見過ごすわけにはいかない。河北教授に相談し、是非にもこの実態調査をしたい、教室挙げて取り組みたいと申し上げた（写真２）。

「俺の先祖も元を正せば貧しい百姓だった。農は国の本と言われる。やろう」

教授の温かい言葉で、教室の事業として取り組むことになった。

次は農協である。前回述べた上田カツ子女史とその上司で県中央会指導部長だった池崎喜一郎氏（写真３）と諮り、中央会長杉本泉氏（写真４）を動かし、「農村の健康調査」を始めることになった。その時のお金で二〇〇万円、五カ年の継続事業であった。早速、公衆衛生学

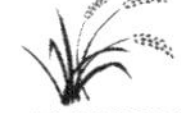

教室と第二内科が共同して熊本農村医学研究会の名で取り組むことにした。大学は夏に二ヵ月間の夏休みが取れた。第二内科の医師には、全員交代で休みを提供してもらった。看護婦（師）さんも交代で応援してもらった。七～八月の二ヵ月間のスケジュールを組んだ。もちろん、言い出した私はほぼ全行程に出席した。教授も、「俺も一日ぐらいは顔を出そう」と言ってくれた。嬉しかった。

●「農村の健康調査」開始

昭和四十二年から五年計画の事業である。

農村婦人の貧血調査として始まったが、私は県中央会に、「貧血は一つの健康指標で、その背景に隠れた病気（不健康）があるかもしれない。貧血についても、その直接の原因から、その奥に潜む根本原因などを調べてみなければ対策が立てられない。それで、貧血検査だけでなく総合的に多項目の検診をしたい」と申し入れた。

今でこそ人間ドックや総合健診が普及しているが、当時はまだ珍しかった。ただ、佐久病院の八千穂村の全村健康管理は昭和三十四年に始まっていた。それが私の頭の片隅にあったのは間違いない。

調査に当たって一つ注文を付けた。対象者を選ぶにあたり、健康で日々農作業に従事している婦人二十歳から四十九歳までとし、病気があったり、通院して薬を服用している人は除き、あくまで元気な農村婦人であること。夏休みを使っての調査だから、最初の年は一農協一〇〇名で十農協にしぼり、五年間で広げていこうと考えた。

ところが一年目の途中で、農協の男性組合員から、「何故、女性だけを対象にするのか。俺たちも……」と、声が挙がった。そこで、翌年からは男女一〇〇人ずつを選んでもらって実施した。

●愕然！　健康（?）な農業者の不健康実態

一年目の結果が出て驚いた。最初の年なので、協力していただける比較的裕福な大きな農協を選び、前に述べた通り、対象者は病気もなく元気で農作業をしている人のはずである。なのに、結果はなんと健康の基準に合格している人はわずかに数パーセントなのである。中には一〇〇人中わずか一人という農協もあった。そこは有名な日本一の熊本スイカの生産地、当然ハウス栽培盛んな地帯であった。

貧血、肝機能異常、高血圧、地域によっては回虫や十二指腸虫（鉤虫）といった寄生虫症など、大学病院ではすでに見かけないような病気もあった。もちろん、本人に問診で尋ねても自覚症状は何もない。

これでは、働く農家の人たちはほとんど病人ではないか！

マスコミがすぐに飛びついて来た。「農村は病んでいる」と報じた。

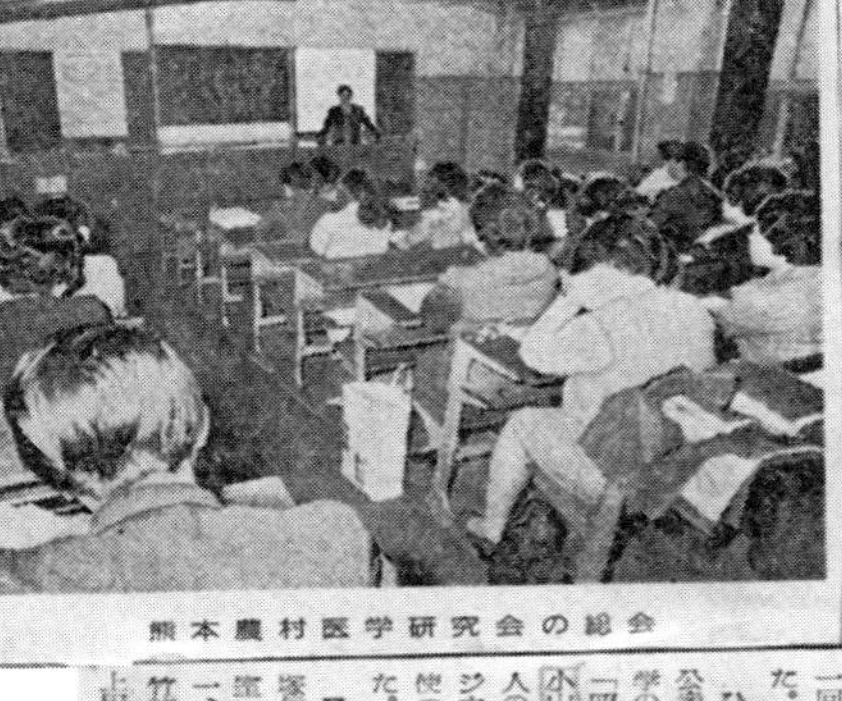

農村貧血の成因追究

熊本農村医学研究会 活動計画決める

第七回熊本農村医学研究会の総会は十二日熊大医学部第一講義室で開かれた。県下から保健婦、生活指導員、医師、熊大医学部公衆衛生学など関係者約四十人が出席した。本年度の活動・会計報告のあと次のように役員を再選した。続いて来年度の活動計画の審議に移り、農村貧血の成因、イ草製品花ござにおける粉じんの発体作用、ハウス農業作業の健康に及ぼす影響、および健康成績に基づく健康管理方式に関する調査研究などを強力に展開すること、また例会を二カ月に一回開くこと、などを申し合わせた。

引き続いて講演に移り、野村茂公衆衛生学教授が「最近の農村医学の諸問題」二塚信同学助手が「四十五年度農村検診中間報告」小山和作内科助手が「農村婦人の貧血―日本農村医学会シンポジウムより」と題し、スライドを使ったりしてわかりやすく話した。

▽会長 野村茂▽事務局長 二塚信▽事務局 熊大公衆衛生学教室▽評議員 三浦義一、酒田 一、小城顕、桑原 、小山和作、竹熊宜孝、内田英夫、木戸文子、上田花、上田カツ子。

熊本農村医学研究会の総会

写真５　熊本農村医学研究会総会の様子
（昭和 45 年 12 月 13 日熊本日日新聞）

さあ大変、早速県議会が問題視し、取り上げた。

「いまや人も金も都会に集まり、列島改造で人手が足りない。元気な男たちは都会に出稼ぎに行き、農村に残っているものは半病人ばかりだ」

某議員の発言に、農協も農業者も怒った。

「そうやって苦労して米を作り、野菜を作り、消費者に提供している我々の生活に同情してくれとは言わぬが、あまりに冷たい」

当時、永田町では国際分業論というのが堂々と語られていた。

「自動車や鉄鋼など儲かる産業に力を入れて、農産物は安い外国産を買えばいい。農業者には補助金を少し出してやれば、選挙の時は投票してくれるよ」

考えてみれば、あのミカン農家の婦人たちが野菜を買っていたなァ、と納得した。

しかし、これで日本の農業はいいのだろうか。いや、日本の国はいいのだろうか。

一年の調査結果ですでにこうである。これから五年間調査を続け、報告書を出さねばならない。頭が痛かった（写真5）。

●大学病院と農村の現場は別世界

その時、私は大学病院の医師であった。大学病院では患者さんの訴えを聞いて診断すればいい。はっきり言って、病名をつけ、治療方針を立て、紹介医に返すか、しかるべき病院に送ればいい。大学病院での日常診療と農村の健康調査に出かけての診療とは、まるで別世界のように感じられた。

大学で私の先輩医師が、受け持ちの患者を見て回った後、医師のたまり場である医局に帰ってきて誇らしげに語った。

「俺は名医だぞ。凄いだろう」

何のことかと聞いてみると、紹介されて入院してきた患者のこと。色々と検査をして、毎日顔を出して声をかけてきた。それだけで他に何もしないのに、あれだけの重症貧血がどんどん治ってきた。手を握り声をかけただけで薬も出していないのに治るんだから、名医だろう、と言うのである。

私は思った。この患者は、熊本市からかなり離れた僻地と言っていい農山村で厳しい農業をしている婦人であった。あまりに貧血がひどかったので、地元の主治医は心配して大学に紹介し、入院となった。ところが、色々検査をしても悪性の疾患は見つからなかった。その間、日頃は考えられないほどの上げ膳据え膳の暮らし。体はゆっくり休まり、その上栄養士が考えた貧血食を食べた。これは立派な治療ではないか。医師は、薬を出すこと、手術をすることが治療と考えている。

「やがて退院だ。よかった、よかった」

先輩医師は一人悦に入っていた。確かになにも悪性の疾患がなくてよかったが、この患者は退院すると再び過酷な農業労働が待っているし、栄養も取れないだろう。また同じような貧血がおこることは明白なのである。貧血は、寄生虫から来たものもまれにはあったが、大部分は鉄欠乏性の貧血で、鉄剤を投与すれば治る貧血であった。原因は栄養と労働にあることは突き止めたが、それには根深い農村社会の実態を知る必要があった。

いやはや、農村医学とは底知れぬ泥沼のようだ、ひとたび足を踏み入れたら抜けられなくなりそうだと感じ、身震いした。

⑩ 農村の健康実態調査から医療改革の烽火が

私が所属する第二内科教室と公衆衛生教室が中心になった熊本農村医学研究会は県農協中央会の健康調査事業を始めた。五年計画で行う継続事業であった。

調査が進むにつれ、農村の健康状態があまりにも悪いのに愕然となった。決して病院通いをしている人たちではない、元気に農作業に従事している人たちと念を押して選んだ対象であった。最初は「どうかあるとは生きとる証拠タイ」と呑気に構えていた人たちも、計画最終の五年を待たずにマスコミは騒ぎだすし、あちこちで呼ばれて講演することも多くなって広く知れ渡るところとなり、騒然となってきた。前回述べたように県議会でも取り上げられた。

波紋は波紋を呼び大きな怒濤となって広がろうとしていた。

●調査報告書には何を盛り込むか

熊本農村医学研究会は県農協中央会に「熊本の農村と健康」と題した五年間の調査結果を報告

表1　昭和42～46年　5年間の成績総括

対象者　男　1,127名　女　5,059名　地区数　熊本県下67地区（67農協）

	要治療	要精査	要注意	変化ありだが心配なし	異常なし
男（%）	19.6	30.4	21.7	7.1	21.2
女（%）	27.3	30.0	26.2	4.2	12.3

・女性貧血の実施
　血色素平均値　12.94 g/dl、標準偏差　±1.40g.dl
　貧血者率（血色素量　12g/dl未満）31.57%
・高血圧（男女合計）　30歳代12.9%
　40歳代22.0%　50歳代43.5%

「農業従事者の健康状態――農村検診　5年間のまとめ」から抜粋

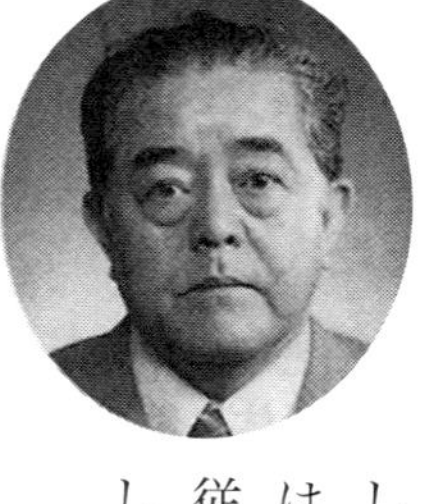

写真1　熊本大学公衆衛生学助教授 二塚信先生
熊大を卒業後佐久総合病院でインターン、
熊大公衆衛生の教室に入り、
後に野村教授の後を引き継ぎ教授。
定年後、九州看護福祉大学学長。

した。提出した報告書は二部からなっていて、第一部は当時公衆衛生学の二塚信助教授（写真1）が「農業従事者の健康状態――農村健診五年間のまとめ」と題して執筆し（表1）、第二部を私が書いた。

その第二部では、この農村の実態から何を学び、どう対策を立てるべきかを書かねばならない。前にも述べたように、すでに調査が終わるのを待つまでもなく、あちこちから彷彿として湧き上がっていた声に応えなければならなかった。我々も県農協中央会も、農家の皆さんから沸き起こったうねりに似た声を無視できなかった。これから農民の健康をどう構築せねばならないか、農協としての対策はどうしたらいいのか、いや広く県民の健康問題として具体的な方針を打ち出さねば人々は納得してはくれない。

第二部の題は「農村の健康管理――農村医療の実態と農村における健康管理活動の進め方――」とした。

この内容については後で述べるが、その前にどうしても押さえておかねばならない事がある。この農村の健康実態が生まれた背景について述べておかねばなるまい。

一九五〇（昭和二十五）年六月、朝鮮戦争が勃発し、それをきっかけに我が国の経済は急速に進展していく。特に一九五五（昭和三十）年ごろからの約二十年間、日本経済は世界に類を見ない急成長を遂げた。それは第二次産業つまり工業の発展によるものだった。都市部には次々に工場が建設された。当然人手不足が起きた。その結果、現金収入が欲しい農家の男たちは都会の労働力として吸い寄せられ、農村は急激な過疎化現象が引き起こされたのである。

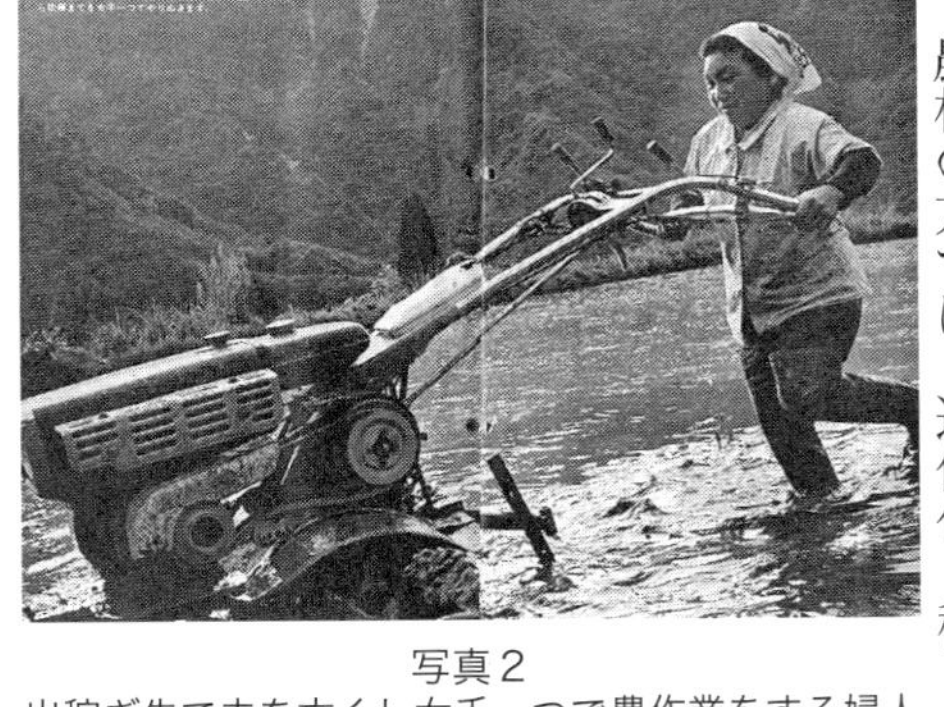

写真２
出稼ぎ先で夫を亡くし女手一つで農作業をする婦人
（全国農業協同組合中央会発行『農業協同組合』1978年７月）

農村の方では、近代化と称し、農薬、化学肥料、農機具、車両などが急速に普及し、省力化、効率化の名のもとに農業経営の合理化が進められていった。それには多額の資金が必要だった。

確かに、これまで野良仕事というと過酷な労働の代表であったし、後継者が育たなかった。嫁の来手もなかった。農業の近代化は必要だった。さらに住まいや台所の改善も進めねばならなかった。

自給自足でやっていけた農家の暮らしも、農業収入以外の現金収入が必要になっていく。それでまた農業者の都会への流出に拍車がかけられていった。従って、農山村の労働は残された婦人、老人が担うことになり、労働力はますます低下していった。それは、じいちゃん、ばあちゃん、かあちゃんの「三ちゃん農業」と言われるようになり、その労働の大部分が婦人の肩にのしかかってきていた。

今回の健康調査の成績で女性の方が悪い結果だったことを思えば、農村婦人の負担の大きさを想像できると思うのである（写真2）。

実は、もう一つ起爆剤があった。それは熊本県の医療の後進性である（写真3）。

昭和四十三年度の母子衛生統計が厚生省から公表された。熊本県は新生児死亡率第三位、妊産婦死亡率五位とショッキングな数字であった。

昭和四十二年の周産期死亡率は三三・一で全国最悪、熊本県と医療環境がよく似ている岡山県と比べるとその格差は憂慮すべきものであった（図1）。小学校入学時の子供の体位も他府県と比べて最下位グループだった。戦後、新薬の開発や国家的プロジェクトで成果を上げた結核対策だが、昭和四十四年の熊本県の結核罹患率は人口十万人当たり二九〇・四で全国四位（図2）。さらに壮年期死亡のトップを占めるがん死亡率も十万人当たり一二四・二（昭和四十二年）、全国水準（一一四・六）よりはるかに高い（図3）。また、脳卒中死亡率も同じく十万人対で二一九・二（昭和四十三年）

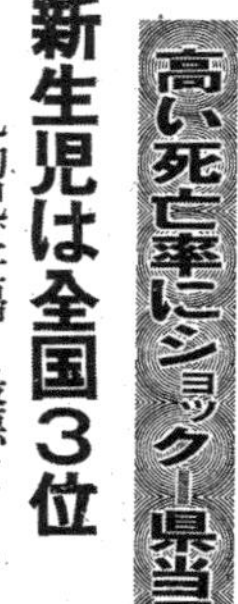

県の後進性まざまざと

43年度母子衛生統計から

高い死亡率にショック―県当局

新生児は全国3位

乳幼児、妊婦も最悪クラス

検診徹底へ運動展開

写真3
昭和45年11月5日
熊本日日新聞

図1　熊本県の衛生統計一周産期死亡率の推移

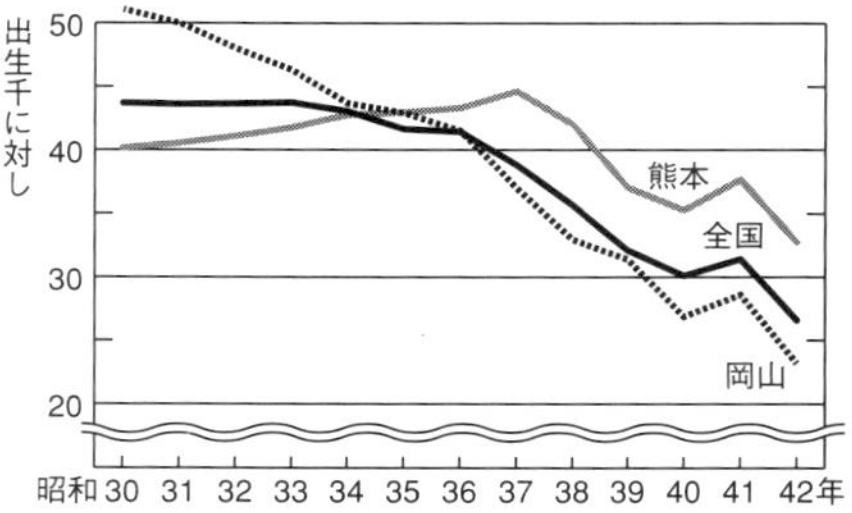

図2　同一全結核死亡率、罹患率の推移

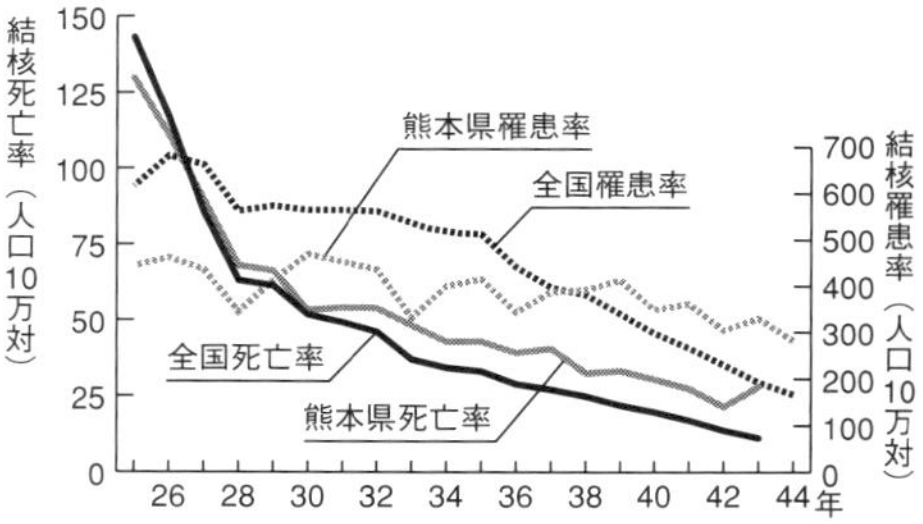

図3　同一がん死亡率の推移

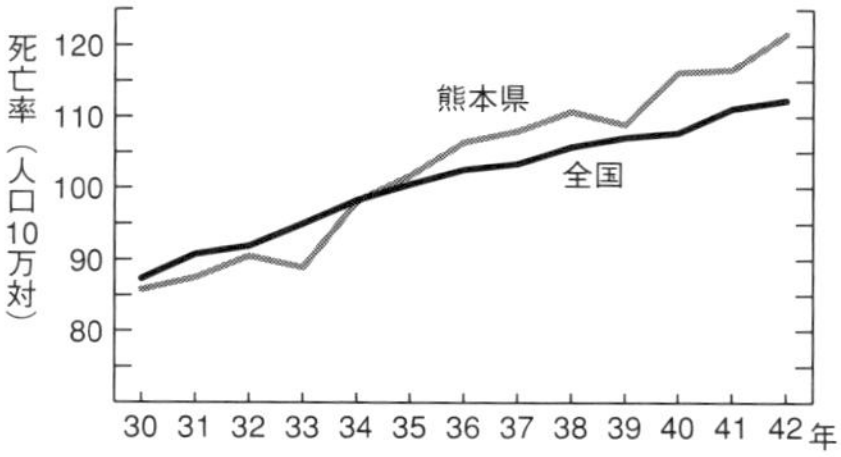

図4　同一脳卒中による死亡率の推移

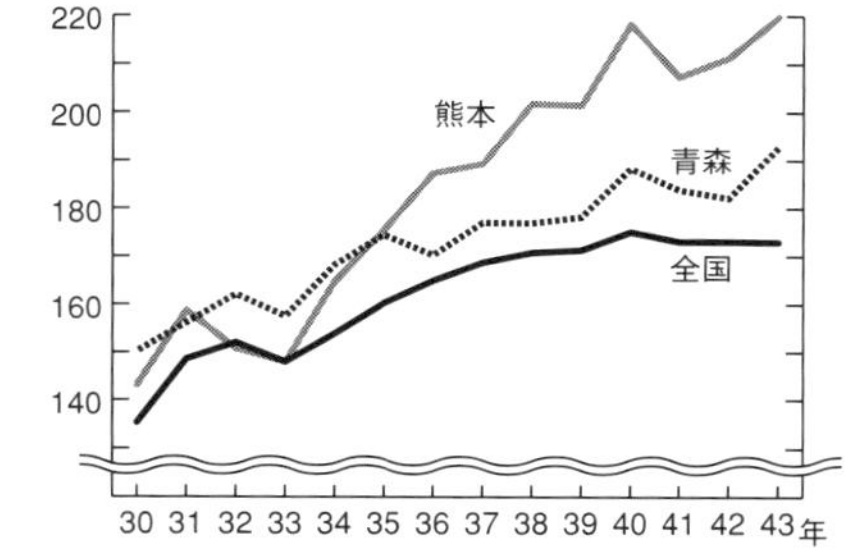

と全国平均より断然高く、従来から脳卒中が多いと言われていた東北の青森に比べても大きく上回っている（図4）。あらゆる疾病の死亡率、罹患率が最悪の状態であった。

加えて、熊本県にとって深刻な問題は過疎地の医療、無医地区問題であった。おおむね半径四キロ以内に五十人以上が居住していて医療機関がない地域を無医地区というそうであるが、昭和四十四年時点で熊本県下に一六〇ヵ所もあり、全国平均の二倍以上に上る数字であった。

これまでのことを一言で言うと、熊本県の健康水準は極めて悪い、ということであった。今回の健康調査はそれを裏付けていた。健康だといえる人は二〇パーセント足らずであった。疾病もしくは潜在疾病の多いことが証明された。しかも、そんな農村部には医療機関がない。経済的に困窮して、それでも過酷な労働に耐え、出稼ぎに出た夫のいない家を必死に守る農村婦人の姿が農村の実態とするなら、離農・離村を誰がとめることができようか。

ここまで述べてくると読者の皆さんとしても、私が報告書の中に書かねばならないことは明らかであると思われるはずである。この実態をどう克服するか。

先ずは、健康管理の組織を確立すること。農業者は働かねばならない。病気がなければそれでいいというわけにはいかない。従って、病気を診る医学でなく、健康に視点を置いた予防医学、健康医学のシステムをつくり、県民全てが年一回は健康診断を受ける仕組みを考えること。前にがん死亡率が高いと述べたが、県下の最も水準の高い医療機関における外科手術のうち、がん患者の七〇パーセントが手遅れの進行がんだったという報告がある。それなのに、がん検診受診率は五パーセントにも満たないのである。

無医地区が多いと言ったが、熊本県は全体でみると、人口に対する一般診療所の数は全国で四位、医師の数は十一位で、決して少ないわけではない。熊本市に集中しているということである。また、四十四年度の政府管掌健康保険の一人当たりの給付額は全国で五番目に多い。医療機関も医師の数もどうにかいるし、医療費も使っているのに、健康水準は悪い。これは県下の医療機関の機能が十分に発揮されていないと考えられる。

熊本大学から毎年一〇〇名前後の医師が誕生しているが、希望と情熱を抱いた新しい医師たちの望む研修の場が少ない。心ある若き医師たちは太平洋ベルト地帯に飛び出していく。中央と地方に核となる中核病院を整備し、地域の診療所も連携の輪の中に入り、全県下のネットを組む体制を早く作っていかねばならない。それはもはや一人の医師がドタバタしてできるものではない。農協は、特に県中央会は、農家組合員の生活と健康を守る立場で力を発揮してもらわねばならないが、これは県全体の問題として、県を挙げて、いや県民総参加の運動にしなければいけないと結論づけた。

●爆発！　遂に世直し運動の開幕

五年間の健康調査結果が待ちきれず、世直し運動の烽火が挙がった。

昭和四十五年七月二十一日、熊本市民会館で「県民の健康を高める集い」が開かれた。熊本県の実態が明らかになる中でマスコミも騒ぐし、世論に押されて重い腰を上げて開くことになったのである。県衛生部、地域婦人会、県医師会、商工会、それに県農協中央会と農村医学研究会の共催という形で始まった。

県衛生部、医師会、農村医学研究会の三者から代表を出してのシンポジウム形式だった。我々の演者は論客の竹熊君である。司会はＮＨＫのアナウンサー。

当時は厚生省でさえ地域医療計画を策定しておらず、民間レベルでの構想が語られていた段階といっていい。戦後猛威を振るった結核対策に追われていたのがどうにか収まり、次にがん対策に取り掛かろうとする段階で、総合的な保健政策には手が回らなかったというところである。

シンポジウムでは、県衛生部からは県が主唱していた「健康火の国運動」を、医師会からは日本医師会が進める「医師会主導の地域医療計画」を、農村医学研究会は「予防医学を中心に県民総参加の健康管理システム」をと、それぞれ展開し一歩も譲らない。しかし、じれったい思いが会場の空気を満たした。フロアから立ち上がった農家の主婦が、「先生たちは雲の上の話ばかりしているけど、私達農民の体は健診の結果でもわかるようにボロボロです。どうしてくれるんですか」と悲痛な叫びをあげた。どうにかせねばならぬとの思いはあったが、三者は対立したまま、何度かの時間延長はしたものの、時間切れで終わった。

参会者たちは腹ふくるる思いで、その場を立とうとしなかった。そこで、場所を移して議論することにした。県衛生部と医師会は残念ながら参加しなかった。議論は具体的だった。今までの医療の殻を破って新しい医療の枠組みを考えよう、この会をきっかけに「新しい医療を考える会」を作ろうと提案された。すると、誰かが言った。「考えている場合ではない、創り上げよう」と。ここに「新しい医療を創る会」を創設することを申し合わせ、解散した。

いよいよみんなの声から生まれた「医療構造改革」、世直しの始まりである。もう逃げも隠れもできない、前に進むしかない。しかし、私の心の中には不安は一つもなかった。むしろ夢に向かって走るワクワクした高揚感に満ちていた。

早速、会の組織、理念、具体的な行動計画などを立てねばならない。しかし、わたしに不安がなかったといったのは他でもない、それは私が一人でしているわけではなかったからである。多くの仲間、同志がいたし、農協、農民、県民の広い応援者が背中を押してくれていたのである。

その日から仲間たちは、仕事を終えてから毎日のように集まった。議論した。建設的議論だったので楽しかった。

そして、その年の十一月二十九日、「新しい医療を創る会」はいよいよ発会した。

第二章　医療に新しい風を

❶ 新しい医療を創る会発足

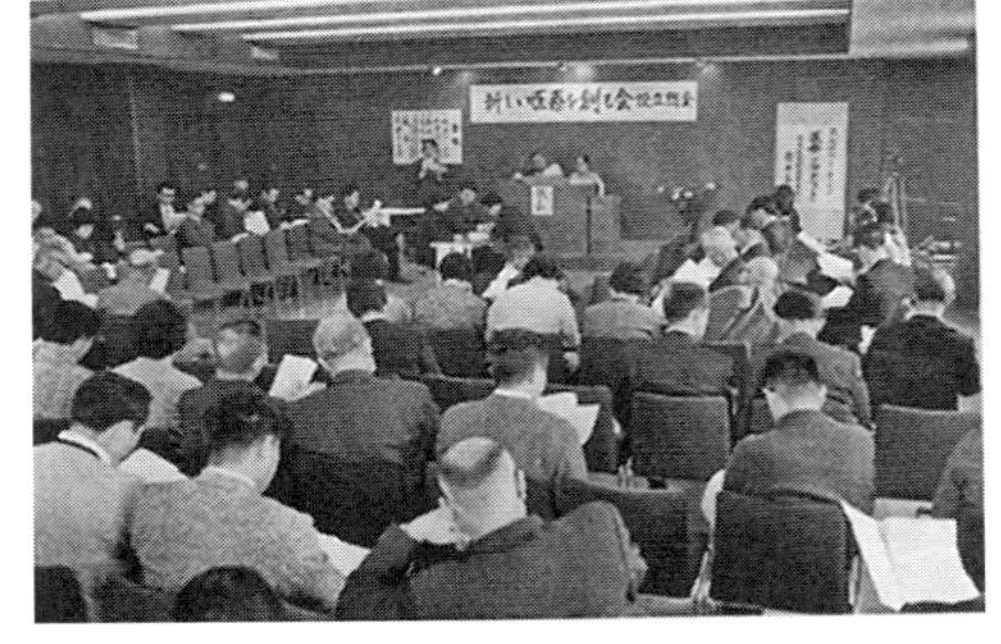

写真1　「新しい医療を創る会」設立総会
（昭和46年11月）

昭和四十五年十一月二十九日、遂に「新しい医療を創る会」はスタートした（写真1）。これは今考えてみると大変なことを仕出かしたんだという気がするのだが、実はその時のことを振り返ってみると、この実現のために強大な抵抗があって、その壁を突き破るために必死に戦って勝ち取った結果だ、といった深刻な思いはなかった。前章までの経緯をご覧いただいた方にはお分かりと思うが、何か自然にというか、いや必然というか、私の心の中では川の流れのように誕生したといってもいい。実は、それほどに事態は熟していたといっても過言ではない。

ただ、この会はどんな組織になっているのか。どういう人たちが、どれくらい集まっているのか。そして、それが何をしようとしているのか。次にどんな波紋を起こしていくのか。それらについてお話ししないと、読者の皆さんにはご理解いただけないし、興味も湧かないと思う。そのために少し紙面を頂くことにする。

●苦悩する医療からの脱皮を求めて

「新しい医療を創る会」というのは長すぎるから、私たちはみんないつの間にか「創る会」と呼ぶことになった。

「創る会」は、設立の時に集まった者が一二〇名、以来燎原の火のごとく忽ち爆発的に会員は増えていった。それに大きな力となったのは会報の発行であった。設立二ヵ月後の昭和四十六年一月に創刊号を出した。それ以後欠かすことなく毎月出した。タブロイド判六頁の新聞形式。実は、会員には新聞記者もいた。某公共放送局のプロヂュサーもいた。もちろん、記事はみんなで書いた（写真2）。

創刊号のなかに会員名簿がある。そこには五六〇番までを載せている。三号では一〇〇〇名、五号では一五八〇名、一年目には二七〇〇名、五年目には四〇〇〇名を突破した。中には評判を聞きつけて県外から参加した人もいた。

「創る会」のメンバーはことあるごとに講演会や座談会などを開き、またどこかで集会があると聞けば呼ばれても呼ばれなくても出かけて行き、「健康」を語った。「予防」を語った。そして、

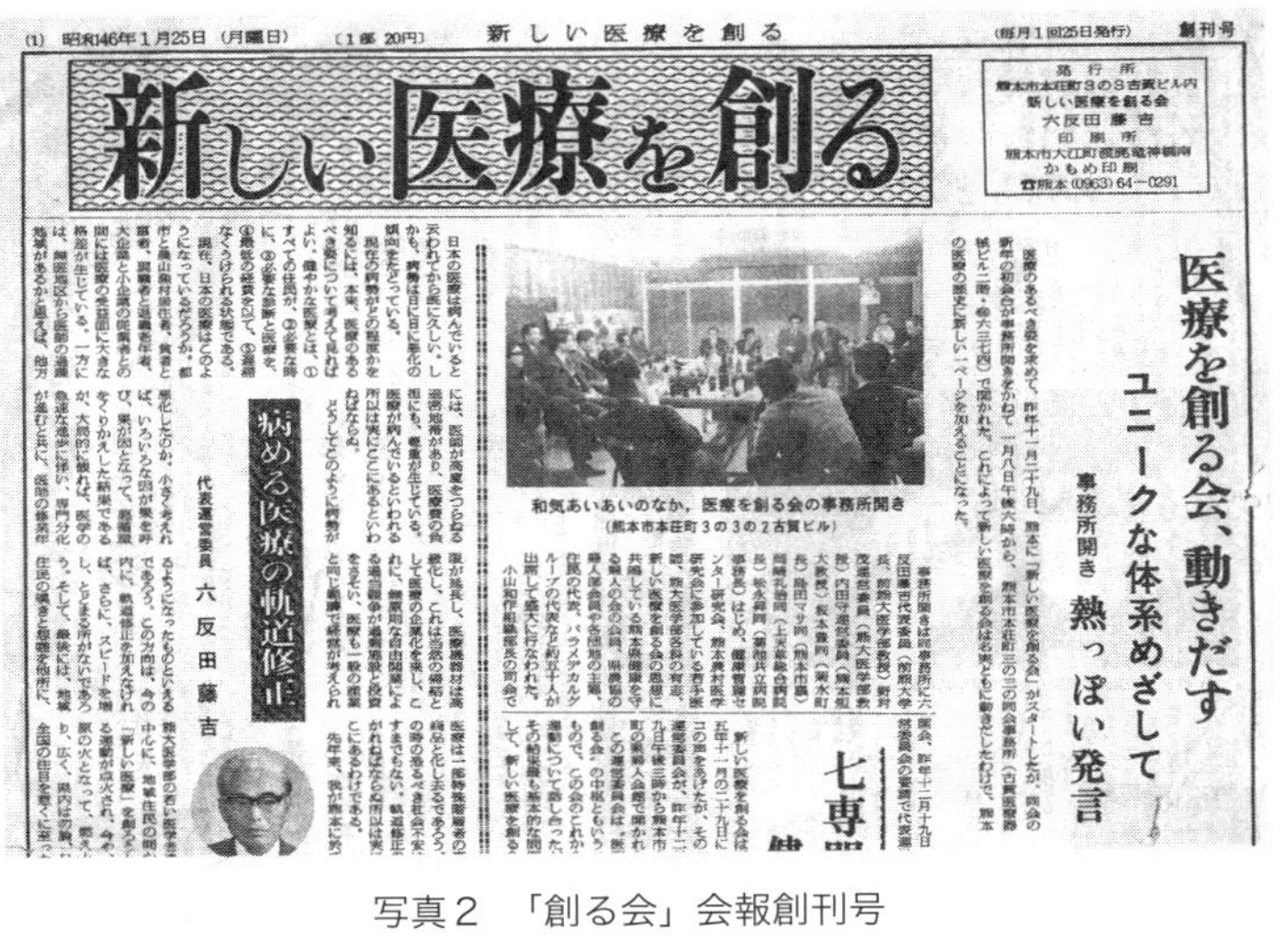

(1) 昭和46年1月25日（月曜日）　〔1部 20円〕　新しい医療を創る　（毎月1回25日発行）　創刊号

新しい医療を創る

発行所
熊本市本荘町3の3古賀ビル内
新しい医療を創る会
六反田藤吉
印刷所
熊本市大江町渡鹿竜神橋南
かもめ印刷
☎熊本(0963) 64−0291

医療を創る会、動きだす
ユニークな体系めざして
事務所開き　熱っぽい発言

医療のあるべき姿を求めて、昨年十一月二十九日、熊本に「新しい医療を創る会」がスタートしたが、同会の新年の初会合が事務所開きをかねて一月八日午後六時から、熊本市本荘町三の三同会事務所（古賀医療器械ビル二階・☎六三七四四）で開かれた。これによって新しい医療を創る会は名実ともに動きだしたわけで、熊本の医療の歴史に新しい一ページを加えることになった。

和気あいあいのなか、医療を創る会の事務所開き
（熊本市本荘町3の3の2古賀ビル）

病める医療の軌道修正
代表運営委員　六反田藤吉

写真２　「創る会」会報創刊号

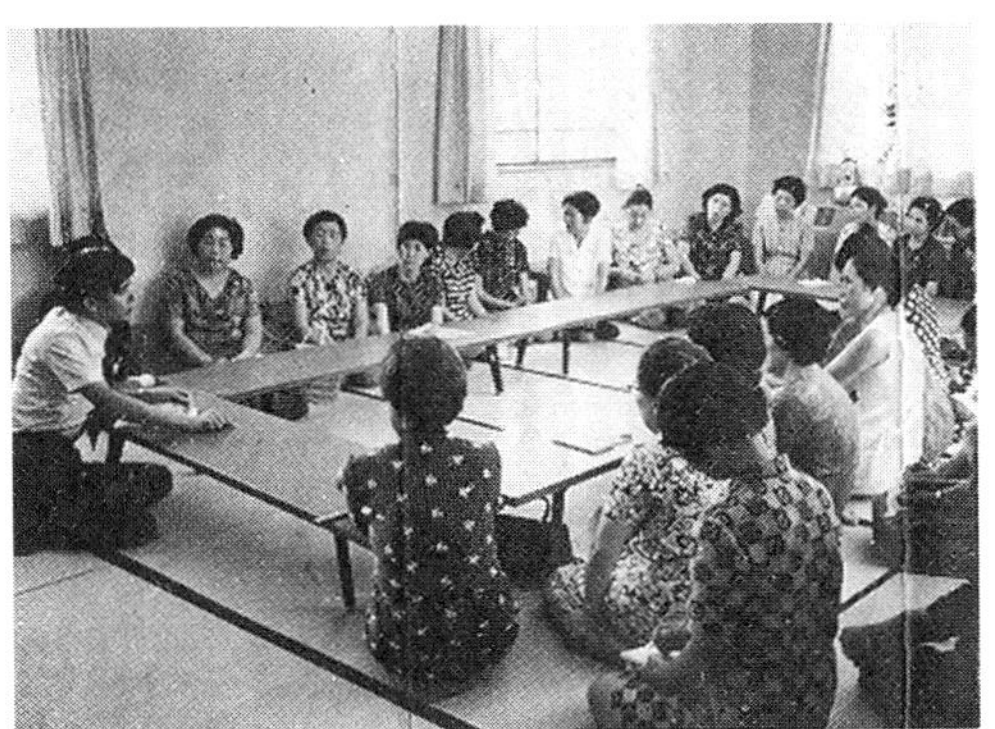

写真３　お母さんの学習会

「創る会」を宣伝した。そこでは、「創る会」は皆さんのもの、皆さんの求める夢を「創る会」に寄せてください、と語りかけた。その都度一〇〇人、二〇〇人と参加者が増えた。それほど人々の健康へのニーズが強いことを感じた（写真3）。

年会費が一口三〇〇〇円。もちろん入会退会は自由。それも気楽に参加できた理由なのかもしれない。

事実いろんな人たちが入ってきてくれた。農村の健康問題に端を発したこの運動だったので、当然のことながら農協婦人部（現 ＪＡ女性部）、地域婦人会の婦人層の顔ぶれが多かったが、農村で働く生活改良普及員、農協の生活指導員、農協長やその担当者、地方自治体の長や県・市の議員、国会議員、大学病院の若い医師たち、公立病院の勤務医、保健所や医療行政の担当者、保健師、栄養士、薬剤師、検査や放射線の技師、様々な人たちが名を連ねた。

実は、この運動の底流に医療に対する社会的批判があり、それを多くのマスコミが取り上げ報道していた。「混迷する医療」「病める医療」「破局寸前の医療」などといった見出しが飛び交っていた。「患者のたらいまわし」「無資格者の医療行為」「三時間待って三分の診療」「医師と患者との対話不足」「救急医療体制の不備」「薬づけ医療」など、そのほとんどは暴露や告発に終始し、見る者、聞く者にますます医療に対する不安と危機感をあおる結果となった。

そういう中で生まれた「創る会」は、単なる暴露や告発では、責任のなすりあいになり、互いに傷つきあって増々深みに落ち込むだけで、我々が目指す「いのち」は守れない、それは「創る会」の理念とは反する、そんな観点に立っていた。

住民の側から見ても、あまりに「他人任せ」の考えだったことを反省し、主体的にこの「いのち」を守る運動の中心になって働きたいという者が続出してきたのである。「創る会」の運動が上からの押し付けでなく、住民の中から生まれたことに大きな意味があった。

医療の危機は住民ばかりではなく、医療を担う側にも、行政担当者にもあった。住民とともに、同じ県民として総ぐるみで医療問題を考え、健康を高める方策をつくりだす場が欲しいという認識が生まれてきていた。

それらが「創る会」の発足の動機と言っていい。

「創る会」の大事な仕事の一つにマスコミ対策があった。暴露や告発の記事を超えて我々がこの運動を通してやろうとしていること、つまり全ての人々の「いのち」のために、医療の真のあるべき姿やこれからの医療の進むべき方向をみんなで考え行動しようということを、マスコミもともにこの輪の中に入って国民に報道してほしいと考えたからである。

この我々の運動をとらえ、NHK熊本放送局はテレビとラジオの番組を通して、「新しい医療への道」と題して八回、さらに「新しい医療への胎動」と題して五回にわたり放送した。これに呼応するように、熊本日日新聞は「苦悩する医療――私たちの医療はこのままでよいか」というタイトルで二十八回、さらに西日本新聞も「いのちを守る――熊本のこころみ」として十九回、それぞれの個性を生かしてキャンペーンを張った（写真4）。

農協中央会は、NHKの番組の中から選んで十六ミリ映画を製作し、健康調査のたびに映写して啓蒙活動を行なった。我々「創る会」でも熊日新聞と西日本新聞に了解を得てそれぞれの特集

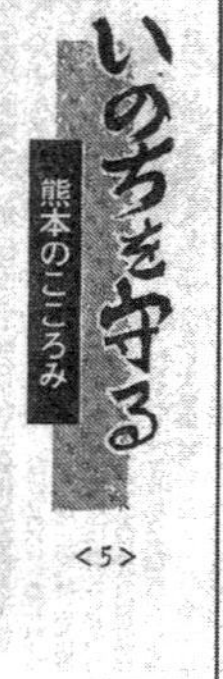

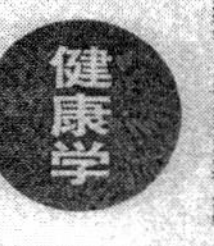

熊本農村医学研究会

熊本農村医学研究会は県医と協力して４年前から農村婦人の健康診断を続けている

農村婦人を完ぺき検診

でも治療はソッポ

60％が…要治療

まだまだ遠い健康

地域医療への道

写真４　西日本新聞の特集記事

記事を一冊ずつのパンフレットに編集し、会員の学習資料、広報資料として発刊した。題名もそのままに『苦悩する医療』と『いのちを守る』とした。一冊一〇〇円で売った。ともに一万部刷ったが、すぐになくなってしまった。

●「創る会」の組織と目指すもの

次々と増加する会員、マスコミの報道、「創る会」にはいやがうえにも早急な成果が期待されていた。大切なのは人である。「創る会」の中に、それぞれの立場を代表する会員五十人からなる運営委員会が作られた。

この委員会では運動の基本的な問題を話し合い、進む方向を決める。精神運動だけに終わってはいけない、具体的な行動とその成果を出していこう。そのために七つの専門部会を設置した。企画（竹熊）、広報（松金）、資金（池崎）、法律（船津）、調査（二塚）、庶務（内田）、そして組織は私（小山）が担当した。よく見ると資金担当の池崎氏が前章で紹介した県農協中央会の指導部長で、それ以外は全員学生セツルメントのかつてのメンバーであった。

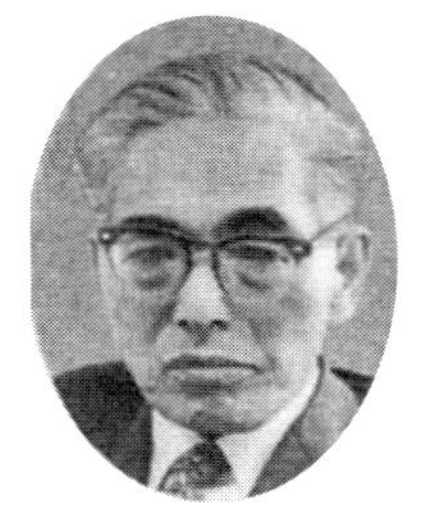

写真５
「創る会」会長をお願いした
六反田藤吉先生

肝心なのは代表である。全員一致で前熊本大学学長六反田藤吉先生（写真５）を推挙した。読者の皆さんはご記憶があるだろうか。学生セツルメントをやっていた時に我々が詰めていた、あの青葉住宅で患者が発生したとき駆けつけていただいた微生物学の教授だった。当時学生の補導教官だった先生である。後に医学部長に、そして熊大学長になられ、丁度任期を終えておられたのでお願いしたのである。学生にも人気があり、一般社会からも人望があった。考えてみると「創る会」は学生セツルメントの延長線上にあったのである。

副代表には野村茂熊本大学公衆衛生学教授。熊本農村医学研究会の会長である。「創る会」が熊本の農村医学研究から生まれたのは言うまでもない。

そこで「創る会」は三つの基本方針を出した。

①健康からの医療
②住民参加の医療
③チーム医療（専門を超えての）

これらについて改めて説明する必要はないと思う。ただ我々は先ず足元からできることをやってみよう。

先ず、拠点となる事務所開設。大学病院の隣にあるビルの一室を借りることにした。メンバーの多くが大学病院の医師たちで一寸時間を見て顔が出せるところと考えてのことだった。会を設立した翌正月、明けて一月八日に事務所開きをして、行動を開始した。

会報（新聞）の発行。前に述べたように毎月の発行は大変な作業であった。みんなで手分けし

郵便はがき

料金受取人払

諏訪局承認

8

差出有効期間
平成30年8月
末日まで有効

392-8790

〔受取人〕

長野県諏訪市四賀229-1

鳥影社編集室

愛読者係　行

ご住所　〒□□□-□□□□	
(フリガナ) お名前	
お電話番号　(　　　)　　-	
ご職業・勤務先・学校名	
eメールアドレス	
お買い上げになった書店名	

鳥影社愛読者カード

このカードは出版の参考にさせていただきますので、皆様のご意見・ご感想をお聞かせください。

書名	

① 本書を何でお知りになりましたか？

i．書店で　　iv．人にすすめられて
ii．広告で（　　　　）　v．DMで
iii．書評で（　　　　）　vi．その他（　　　　）

② 本書・著者へご意見・感想などお聞かせ下さい。

③ 最近読んで、よかったと思う本を教えてください。

④ 現在、どんな作家に興味をおもちですか？

⑤ 現在、ご購読されている新聞・雑誌名

⑥ 今後、どのような本をお読みになりたいですか？

◇購入申込書◇

書名　　¥　　（　　）部

書名　　¥　　（　　）部

書名　　¥　　（　　）部

て原稿を書いた。編集会議や記事・写真の収集、出来上がった新聞の発送など事務所はごった返していた。印刷は会員の一人が実費で引き受けてくれた。

学習会。事務所開設から始まった学習会は二ヵ月半で四十一回を数えた。ほとんどが地域での学習会ゆえ、毎日のように出かけていることになる。出かけるのは医師だけでなく、保健師、栄養士、医学生、看護師、応援団の婦人たちなど様々な分野の人が、グループで参加するようにした。医師も大学の医師だけでなく公立病院、保健所の先生、その地域の開業の先生にもお願いした。とにかく、皆で行動することを眼目とした。

電話による健康相談。「創る会」は医療の提供者と受ける者が共通の広場を持とうと運動を進めている。医者と患者の間に会話がない、という声がある。それならせめて電話ででも会話をしようということで電話健康相談を開始した。残念ながらいつでもというわけにはいかないので、月曜日から金曜日までの午後七時から九時まで（後に八時半までに変更）の時間帯に限った。実は平成二十九年の今日まで連綿として四十五年間続いている。これまでＮＨＫや民放のテレビ熊本が時々宣伝をしてくれているので毎日そこそこ電話はかかってくる。

「女三十人会」、ボランティアの活動。「創る会」の趣旨に両手を挙げて賛成した会員の中から、単に会員になっただけでは、もどかしくなった活動家女性が次々に名乗りを上げ、「女三十人会」が誕生した。このメンバーは四十～五十代の主婦層、中でも大きな力になったのは『婦人之友』の愛読者で作る「友の会」の婦人たちだった。会報の編集、学習会への参加、電話相談の受け付けや事務所の当番など役割を決め、積極的に参加した。その姿を見て、若い医師たちも大い

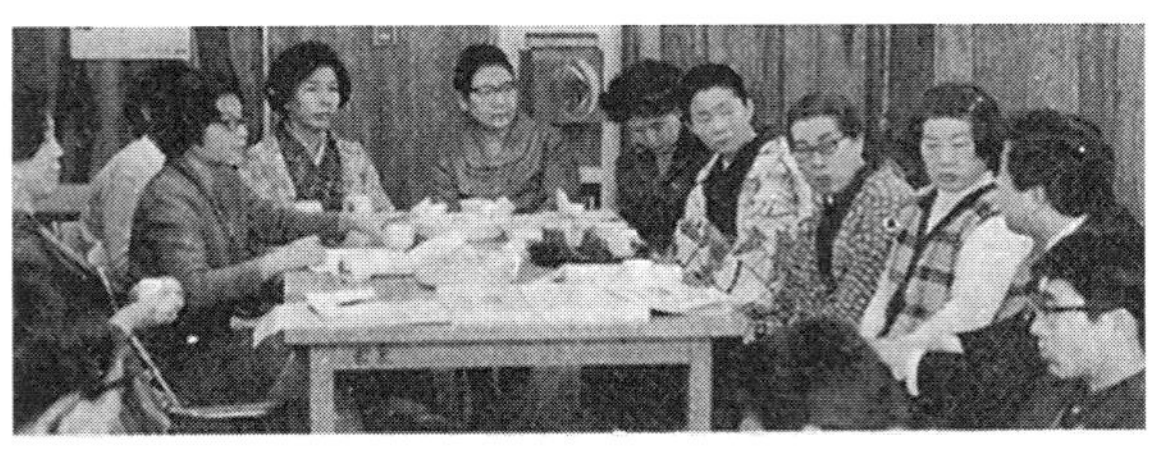

写真６　女三十人会

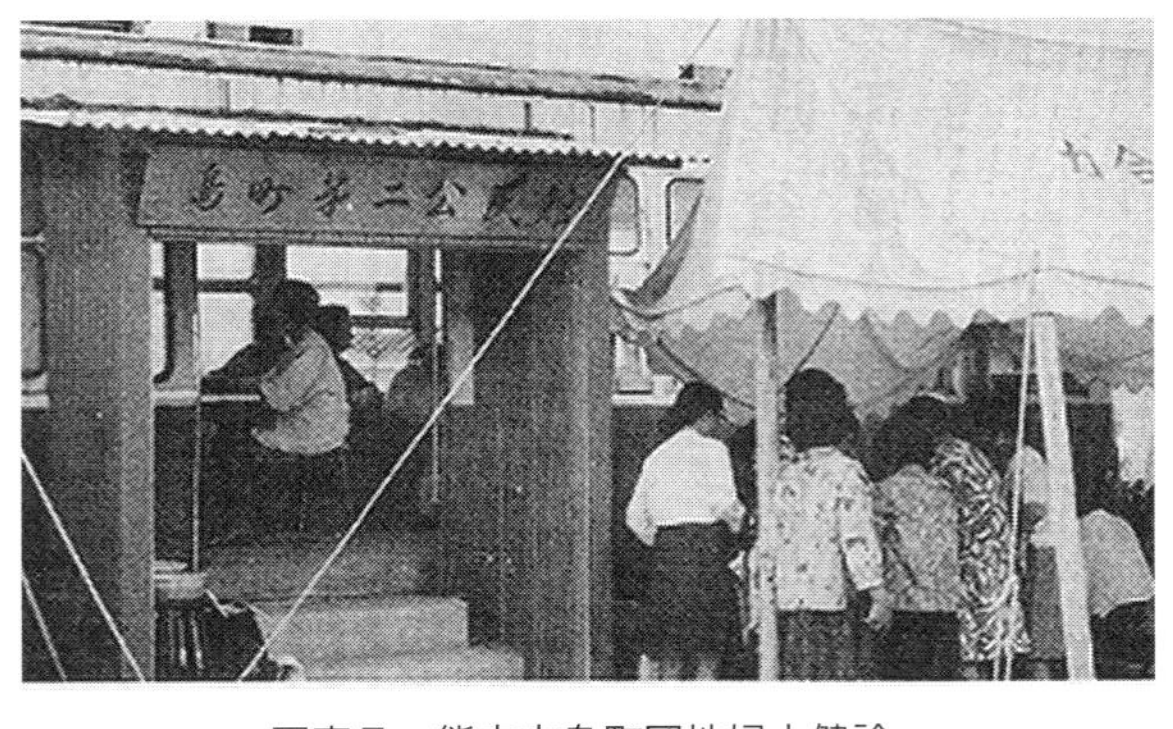

写真７　熊本市島町団地婦人健診

に心を動かした（写真6）。

自主的健診。前に県農協中央会が行なった健康調査があった。この経験を生かして地域でも健診ができないか、校区の婦人会が企画して自主健診を始めた。会場は地区の公民館、この地区にある団地の主婦たちはこのような詳しい健康診断は初めてとあってほとんど全員が受けた。これがきっかけであちこちに地区婦人会の自主健診活動が広まっていった（写真7）。当然農村部でもこの動きが始まり、健康管理の専門施設の設立への要望が生まれてくる。

「創る会」はいよいよ「医」「食」「農」の分科会を作り、本格的な活動が始まるのである。

❷「創る会」は「医」「食」「農」運動へ……

「新しい医療を創る会」が着実に発展する中で、いよいよ本格的にこれからの医療をどう構築するか、その方向をはっきり示しながら具体的な戦術を考えようということになった。

狭い意味の医療だけでなく、広く健康という視点で取り組もう。「創る会」は様々な人たちを抱えている。「創る会」を支えている最大の支持層は婦人たち、主婦の皆さんである。目の前の食べることが最大の関心事である。食の安全・安心が課題である。食は健康の原点でもある。

そもそもの事の起こりは農村の健康問題であった。農の在り方が問われた。農家・農業・農村の絡みの中で農業者の健康が問われているのである。そして、農は食の原点でもある。

健康という視点、さらに「いのち」の視点で見れば、医の原点に食が、そして食の原点に農がある。このことを基本に据えて「創る会」は進むことを決議したのである。そこで、「医」「食」「農」の三つの部会を作ることになった。

「医」の部会がとった行動とは
「創る会」には三つの基本方針があったのは前項で述べた。

①健康からの医療
②医療への住民参加
③チーム医療

そこから先ず取り組んだのは、人を病気の側から見るのでなく、健康の側から見てみようということである。

当時、予防医学・健康医学の専門施設は、まだほとんど見当たらなかった。ただ、検診そのものはすでに始まっていた。あの大戦前後に猛威を振るった結核に対して、その撲滅が大きく叫ばれ、そのための結核検診は国家的事業として全国的に普及していた。結核予防会が全国に支部を作り、胸部レントゲン車を走らせていた。やがて、特効薬の開発や環境の整備などが進み、さしもの結核も下火となっていった。

次のターゲットはがんであった。最初は日本人に多い男性の胃がん、女性の子宮がんを中心に、検診車を地域に持って行って集団検診が始まった。結核は伝染病である。国の責任として社会防衛上伝染病は撲滅せねばならない。ところが、がんはそこが違っていた。それに、がんはいのちを奪う病気として恐れられていたから自ら進んで検診を受けるであろうと考えてか、国は結核ほどには力を入れなかった。しかも、がん検診は費用対効果を見ると必ずしも効率がいいとは言えない。がん対策として早期発見・早期治療の必要性は認めても、今一つ熱が入らなかったのではないかと想像するのである。

そうしているうちに、日本人に特徴的な脳卒中の原因が高血圧であると言われ、対策が迫られていた。そこに、人口の高齢化がしだいに現れだしたこと、加えて昭和四十年代から急速に広がった生活の欧米化、中でも食事の変化、自動車の普及による運動不足等が顕著となり、それらが成人病急増の引き金となっていったといえる。

しかも、高血圧だけでなく、糖尿病、脂質異常症が目立ち始め、動脈硬化が危惧されることになる。根底に肥満の増加があった。この傾向は若年者、さらに子供にまで拡大していった。小児成人病である。成人病がやがて生活習慣病と言われるようになるのだが、この成人病の検診が必要だという声が大きくなっていった。

●健康管理センター建設に向けて

「創る会」の「医」の部会で何度も検討会を重ねて話し合い、このがんおよび成人病の総合的な健診を是非実施しよう、そのための仕組み（システム）を作り、人・物・金を整備しよう、との結論を得た。「人」は、セツルメント以来「創る会」に至る過程の中で、医師をはじめ様々な職種の人たちが育ってきている。もちろん本格的にやる場合は、意志の統一をはかり、燃える人材を集めねばならないであろう。

「物」としては、健康と予防医学の我々の心の砦としての城を築こうと考えた。そこで健康管理

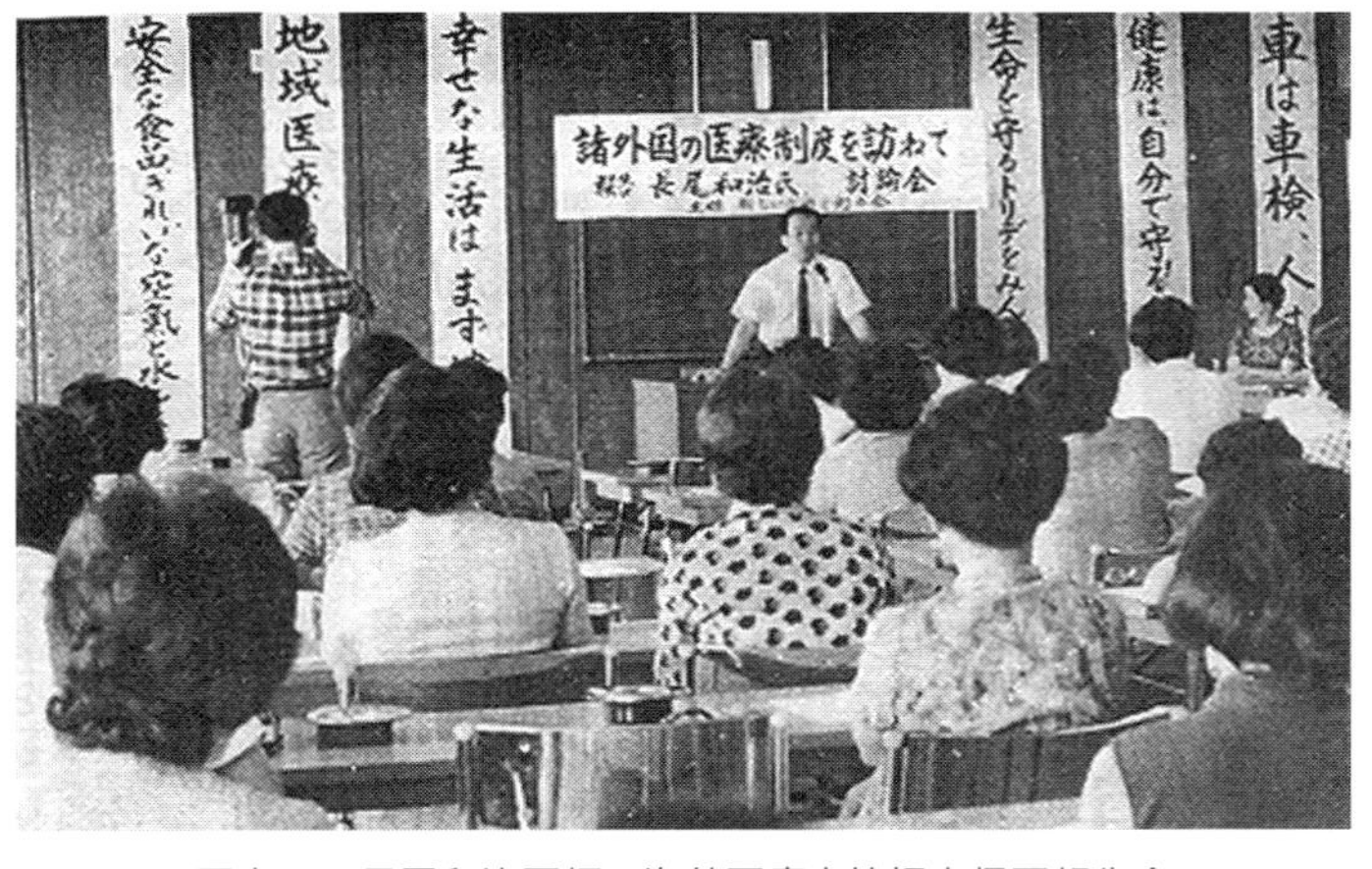

写真１　長尾和治医師の海外医療事情視察帰国報告会

センター（仮称）を作ろうと決議され、それに向かって具体的なプログラムを作ることになった。プランのひとつとして、会員のひとり長尾和治君（私の熊本大学医学部同級、熊本市民病院外科医、後に院長）を、会員のカンパで世界の医療事情調査のため世界病院管理専門調査団の一員として欧米視察に派遣した。

帰国後、報告会を開き、長尾医師はかの地の医療事情について広く県民に語った（写真1）。米国には日本のような公的な保険制度がないので、貧しい人は評判の高い医師には見てもらえないなど、日本とは大きく異なるといった話もあったが、長尾医師の目に印象的だったのは、病院の中で一般人がボランティアで働く姿だったようである。ピンクのガウンを着て目立っていた。それで、その人たちを「ピンクレディー」と言っていたそうである。当時、日本ではあまり見られない光景で、「創る会」の医療への住民参加の考えに大いに勇気を与えてくれた。

それに、シカゴにあるシャーマン病院は、一八八八

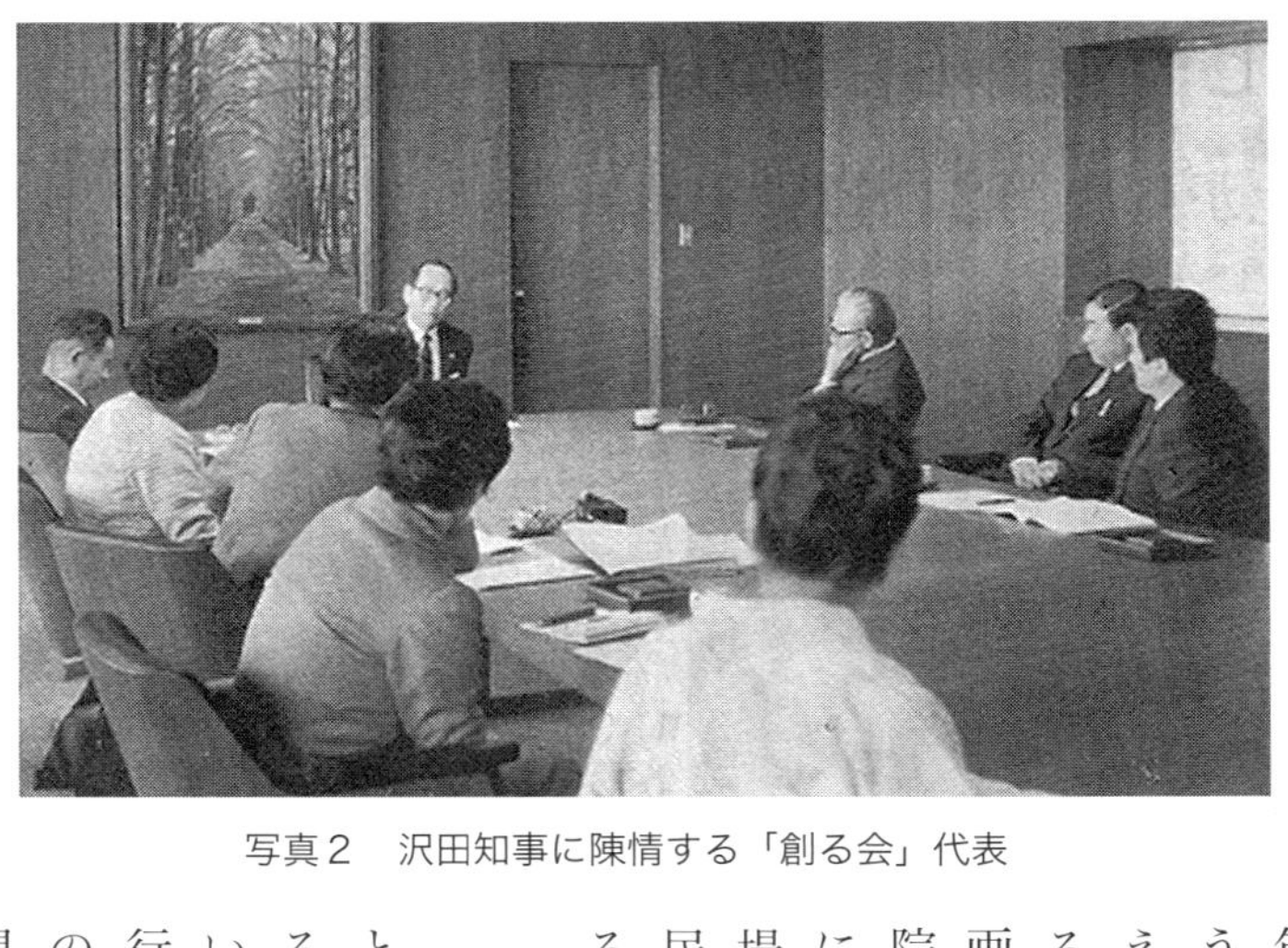

写真２　沢田知事に陳情する「創る会」代表

年に地域の婦人会が自分たちの手で作った病院だというのである。今でも約六〇〇〇人の人たちが運営を支えているそうである。まさに住民参加そのものである。また、米国では医科大学や大病院が地域医療計画、健康管理計画を作っていた。スペインでは公立病院を拠点として無医地区追放の医療計画がかなり強引に実行されていたと述べ、日本も医療者が自分達の立場にのみ籠っていては世界に遅れてしまう、地域の住民と一体となって健康管理計画、地域医療計画を進める時が来ていると訴えた。

次に、我々の運動を熊本県の行政に生かしてほしいと、時の県知事、沢田一精氏に陳情した。知事は「創る会」に深く理解を示し具体的なアドバイスもいただいた。陳情のひとつ県立保健婦養成校の設置は早速実行に移していただいた（写真２）。引き続いてその年の九月、定例熊本県議会に「創る会」の活動のひとつ県民総ぐるみの健康管理協会（仮称）の設立を呼びかけた陳情書を提出した。これを受けた厚生常任委員会は審議を重ね全員一致で採択された。これで県政に大きな一石を投じたことになった。

●武見日医会長に会う

ここで、どうしてもお会いしたい人があった。日本医学界のドン、いや天皇と言われた日本医師会の武見太郎会長である。「創る会」が設立された翌年の昭和四十六年四月八日、東京で日本医学会総会が開催された機に、直接日本医師会に電話して面会を求めた。名も知らない田舎の若い医者が厚かましくもと思われたと思う。五分でも、いや一分でもいいからと願い出た。すると、さすがに大物。「十分だけ」と断って面会が許された。私と竹熊君の二人は、東京神田の日本医師会館の会長室で念願の武見会長と会った。

実は、竹熊君は占領下の沖縄に血液の調査研究で滞在したことがあって、その時、アメリカ式の救急医療方式と病院運営を学んできた。当時、武見会長は新天地の沖縄で、従来の枠に縛られない新那覇病院構想を打ち出しておられた。それが我々の「創る会」構想と似ているところが多かったのである。

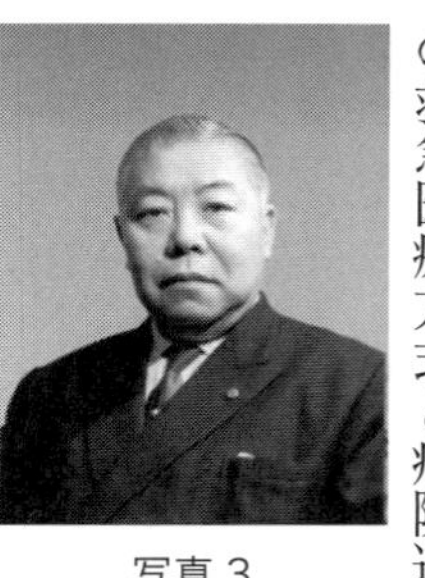

写真３
武見太郎 会長

我々の資料を見せて説明するうちに、医学教育に哲学が必要だとか、自ら若いときに僻地医療に参加した話、岩手の沢内村のことなど、話は広がり、十分の予定が二十分、三十分となり、つい

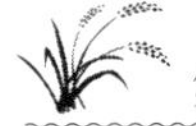

に四十分まで延び、最初お茶が出ていたが、「コーヒーを出しなさい」と秘書に命じられ、すこぶる上機嫌で、「新しい改革は若者でなきゃできないよ」と励ましをいただいたのである。どうしても医師会に理解をしてほしかったので、意外な収穫に感激した。

実のところ、会長の独特のギョロ目で見られると、さすがに緊張のしっぱなしだった。貫録というか、オーラが感じられた。会長室を出て、トイレに駆け込んだ。あとから誰かが入ってきた。横目で見ると武見会長である。

「熊本は暖かいですか」

「ハイ、熊本を出るときは桜の花が咲き始めていました」

「そう、東京とはずいぶん違いますね」

先ほどの面会の時は武見会長が非常に大きく見えたが、トイレで並んで用を足していると、背丈も低いし、何か優しいおじさんという感じを受けた。人間味を感じた。

ここまで来ると、健康管理センターが現実のものとなってきた。

●財団法人で「健康管理協会」（仮称）を

「創る会」設立一年三ヵ月後、昭和四十七年二月に「健康管理協会」の設立準備会が発足した。呼びかけに集まっていただいた顔ぶれは、県下でこれ以上は望めないメンバーであった。

順不同であげると、熊本日日新聞社、肥後銀行、テレビ熊本、熊本商工会議所、県経済同友会、熊本経営者協会、県商工会連合会、県地域婦人会連合会、県農協婦人部連絡協議会、県農協青壮年部連絡協議会、熊本県、熊本市、県町村会、県農協中央会、共済・経済・信用農協連、東海大学、それに熊本農村医学研究会と我々「創る会」であった。このメンバーでいよいよ財団法人としての体裁、つまり寄付行為の策定、活動内容、組織のスタイル、役員人事などを具体的に話し合って決めていくことになった。

ここで、読者の皆さんに疑問が湧いてもおかしくないのだが、何でそんなややこしいことをするのだと思うだろう。元々農村の健康を考える運動から発したのだから、農協が本腰を入れて取り組めば簡単にできたのではないのか。佐久病院の若月先生も何度も熊本に来て講演をして、熊本に第二の佐久病院を、とハッパをかけていただいたではないか。

実は、今だから言える裏話がある。どこの地方にもよくある話だと思うが、どこまでが本当のことかわからない。でも火のないところに煙は立たないというから、農協で病院を作ろうという話があったのかもしれない。詳細は我々の方に話はなかった。しかし、噂が先行して反対運動がおこった。その噂はかなり具体的で、「農村医学研究会の医師たちが中心になって河北教授（前出）を担いで院長に、場所も教授の実家に近いところに農協が病院を作る。それを押しているのは野田代議士だ」というのである。

まず、反対運動は医師会員の中から出た。「『創る会』には左翼かぶれの人間がいて人々を扇動し、新しい医療とか言って、俺たちの医療を古い医療と批判している」というのであった。それに加えて、当時の政界は同じ自民党でも派閥が多く、熊本などは野党よりもその派閥間の争いの方が激しかった。野田武夫代議士は河北先生の従兄に当たる。神奈川から選出されて大臣までされた大物であるが、熊本には別の派の大物がいて、この噂の構想に牽制をかけてきた。そのため農協は動けなくなってしまった。

そこで、はっきりと宣言した。「我々は病院を造るつもりはない。むしろ、健診で見つかった患者さんは医師会の先生方に見ていただくので、医業を邪魔することはありません。その逆です」と。さらに、農協だけでは問題ありというなら広く県民総ぐるみの組織にしよう、ということになったのである。

そういった誤解、曲解を横目に、着実に財団は設立に向かって出発進行していった。しかし、肝心な資金の問題が大きく待ち構えていた。

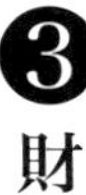

❸財団設立に必死に立ち向かう

●どうして財源を確保するか

財団設立準備会に集まってきた顔ぶれは、熊本ではこれ以上望めないほどの人材の集合であった。だからといって金が右から左に集まるわけではない。熊本という地域には、誰か「俺に任せろ」と言ってくれるような一大資産家はいない。もともと熊本は、明治以来九州の中心にあって中央官庁の出先の役所県なので、経済人が育つ土壌が少なかったと言っていい。

そこで、会員にこの財源確保の窮状を訴えることになった。すると、先ず名乗りを上げたのは農協婦人部（現 ＪＡ女性部）であった。事は農村婦人の貧血に端を発した話である。これから自分たちの健康管理をお願いするのだからと、県農協婦人部大会の席上、千人を超す出席者の中から、この場でカンパをしようとか、各戸ごとに米を一升ずつ集めてはどうか、という声も上がり、資金作りは私たちの手で、と決議された（写真1）。すると、地域婦人会からも会員一人一〇〇円の募金を集めようと話が持ち上がった。「創る会」の会員は次々に募金に応じた。少し気が付いたら、呼びかけが始まって二ヵ月で一一四万円が集まった。有難いことである。少し

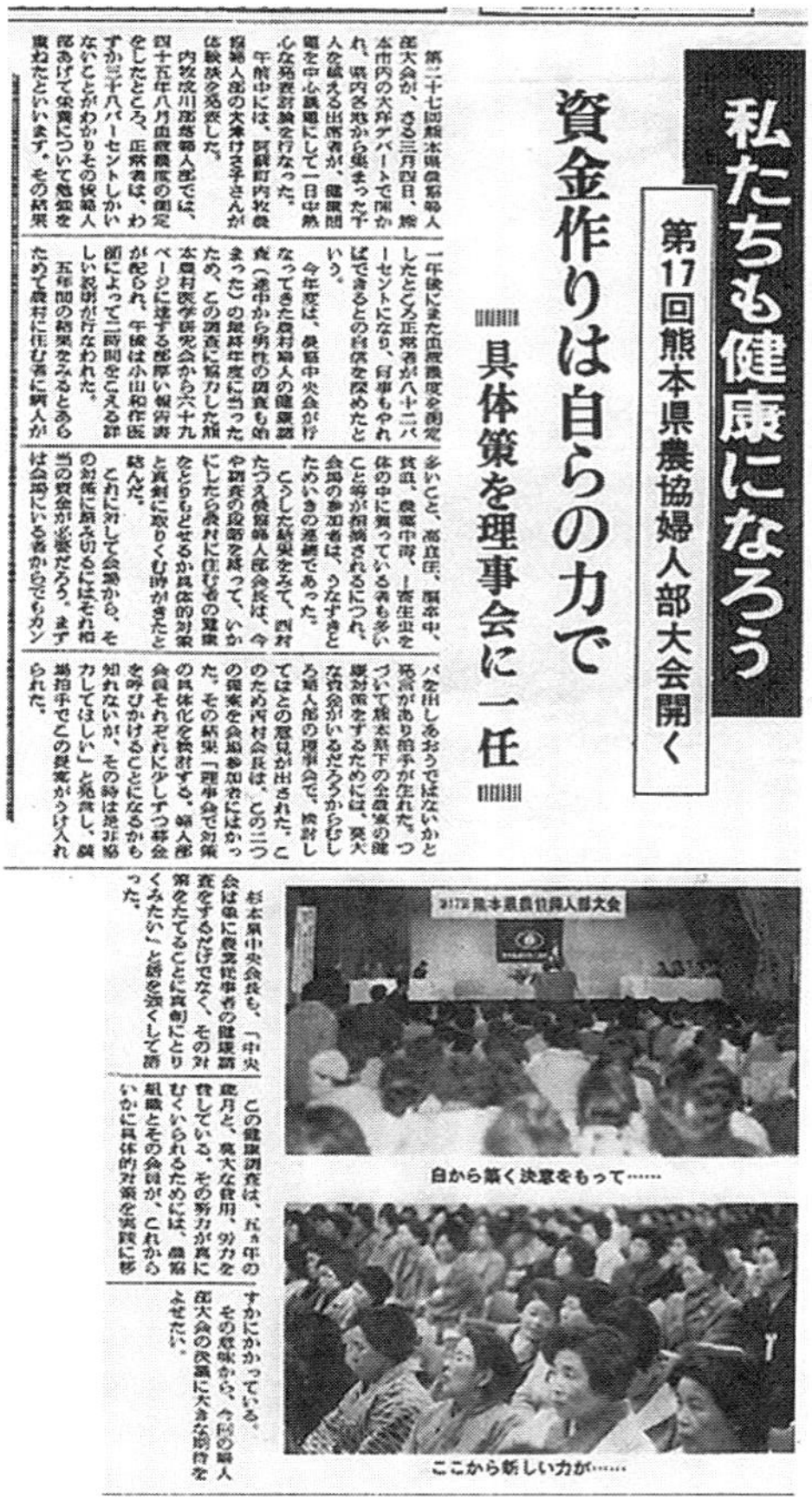

私たちも健康になろう

第17回熊本県農協婦人部大会開く

資金作りは自らの力で

具体策を理事会に一任

第二十七回熊本県農協婦人部大会が、さる三月四日、熊本市内の大洋デパートで開かれ、県内各地から集まった千人を越える出席者が、健康問題を中心議題にして一日中熱心な発表討論を行なった。

午前中には、阿蘇町内牧農協婦人部の大津けさ子さんが体験談を発表した。

内牧支所婦人部では、四十五年八月血液濃度の測定をしたところ、正常者は、わずか三十八パーセントしかいないことがわかりその後婦人部あげて栄養について勉強を重ねたといいます。その結果一年後にまた血液濃度を測定したところ正常者が八十二パーセントになり、何事もやればできるとの自信を深めたという。

今年度は、農協中央会が行なってきた農村婦人の健康調査（途中から男性の調査も始まった）の最終年度に当ったため、この調査に協力した熊本農村医学研究会から六十九ページに達する部厚い報告書が配られ、午後は小田和作医師によって二時間をこえる詳しい説明が行なわれた。

五年間の結果をみるとあらためて農村に住む者に病人が多いこと、高血圧、脳卒中、貧血、農薬中毒、寄生虫を体の中に飼っている者も多いこと等が指摘されるにつれ、会場の参加者は、うなずきとためいきの連続であった。

こうした結果をみて、西村たつえ農協婦人部会長は、今や調査の段階を終って、いかにしたら農村に住む者の健康をとりもどせるか具体的対策と真剣に取りくむ時がきたと結んだ。

これに対して会場から、その対策に踏み切るにはそれ相当の資金が必要だろう。まずは会場にいる者からでもカンパを出しあおうではないかと発言があり拍手が生れた。つづいて熊本県下の全農家の健康対策をするためには、莫大な資金がいるだろうからむしろ婦人部の理事会で、検討してはとの意見が出された。このため西村会長は、この二つの提案を会場参加者にはかった。その結果「理事会で対策の具体化を検討する。婦人部会員それぞれに少しずつ募金を呼びかけることになるかも知れないが、その時は是非協力してほしい」と発言し、満場拍手でこの提案がうけ入れられた。

杉本県中央会長も、「中央会は単に農業従事者の健康調査をするだけでなく、その対策をたてることに真剣にとりくみたい」と話を深くして語った。

この健康調査は、五ヵ年の歳月と、莫大な費用、労力を費している。その努力が真にむくいられるためには、農協組織とその会員が、これからいかに具体的対策を実践に移すかにかかっている。

その意味から、今回の婦人部大会の決議に大きな期待をよせたい。

自から築く決意をもって……

ここから新しい力が……

写真１
財団設立の資金作りについて決議した
熊本県農協婦人部大会

でもいい、お金を出すこと、これも「創る会」運動である。お金の多寡ではない。「創る会」の会報（月刊）でも呼びかけた。

「創る会」ではいつも言ってる合言葉があった。知恵がある者は知恵を出そう、時間がある者は時間を出そう、労働ができる者は労働を出そう、そして、それができなければ金を出そう、と。しかし多くの場合、金も出し、知恵も出し、時間も労働も出す。ボランティアの活動家は皆それを進んでやった。

●早朝の市場でうまい魚を頂く

そういう時のことである。会員の一人で親身になって応援していただいた人がいた。他にも様々な形で応援しようと言ってくださった方も多かったが、この方は特別だった。すでに故人であるのでお許しを請うこともできず、実名で紹介させていただく。当時公人だったのでいいかと勝手に甘えて書くこととする。回りくどいことを言って申し訳ない。

実は、田中内閣が日中講和条約を締結した当時の外務大臣で、熊本の水俣病を初めて公害病と認定したときの厚生大臣でもある園田直代議士である（写真2）。熊本は天草の出身で、地元では絶大な信望と敬愛の念を集めて、いつもトップ当選であった。人は〝直さん、直さん〟と呼び、気さくで大らか、国会でも天草弁で堂々と演説していた。

ある日のことである。夜も明けきらない早朝、電話がかかってきた。

「園田だが、いま田崎の市場にいる。魚市場の社長さんとこだよ。ちょっと出てきなさい。とれた

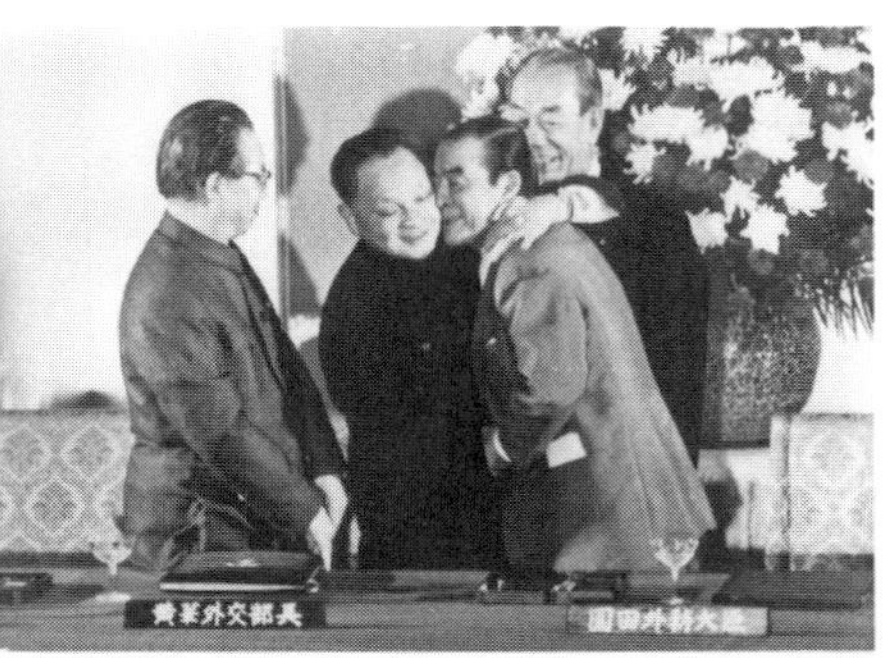

写真2
1978（昭和53）年10月23日、日中平和友好条約の批准書交換式で園田直外相と黄華外相が署名、同条約が正式に発効した。
批准書交換を終えて、肩を抱き合う園田外相（右）と鄧小平・中国副首相。
（「写真集熊本100年」より）

ての新しい魚をご馳走するから」

熊本市の田崎というところは東京の築地に相当する市民の台所である。魚や野菜、果物など、全国から、時には海外からも食品が集まる市場で、早朝はセリの声が飛び交い、車や人でごったがえしている。

魚には目がない私としては、美味しい新鮮な魚が食べられると聞いて飛んで行った。そこには魚市場の社長さんと話していた園田先生がにこやかに迎えてくれて、「さあ、さあ、遠慮せんでええ、うんと食べなさい」。自分の魚のように勧めてくれる。さすがに今入ったばかりの高級魚の刺身はうまい。

この社長さんは園田代議士の有力な後援会メンバーの一人らしい。紹介されて驚いた。前に紹介したことのある南島原の天草の乱の主戦場だった原城跡の生れで、私の郷里の隣町出身、父と同い年ということで、話が盛り上がった。世の中は狭いものだとつくづく思ったものだった。

食事と話が一段落ついたとき、園田先生が切り出した。

「小山さん、あんたを呼んだのは他でもない。お金のことだ。今お金が必要なんだろう。この社長に話をつけておいたから、貰いなさい。そして、この市場の中で大きな会社が五社ほどある。社長から話を纏めてもらい、寄付を貰いなさい」。

涙が出るほどうれしかった。園田さんは「創る会」の最初からの会員であった。熊本出身の代議士の皆さんは全部と言っていいほど会員になっていただいていた。あくまで個人の資格で参加していただいていたし、我々もほかの会員と特別扱いはしていなかった。しかし、人脈のある代議士先生方には期待もあったと思うが、園田さんほど思いをかけていただいた方はいなかった。「創る会」が財団を作るため募金をしていることは会報で知らせていたので、園田さんは読んでいただいていたのだと思う。一口五十万円で五つの会社が寄付をして頂くことになった。

●蚕は桑の葉を食べる？

その時、もう一つ話があると言われた。実はこの話の方が面白いのである。

「知り合いの会社がある。電話をかけておくから、園田から聞いたと訪ねて行きなさい」

どんな会社とも聞かないで、ただ寄付を頂けるのならばという思いで早速訪ねて行った。そこは熊本の駅の近くではあるが、中心部からは少し外れたところにある平屋建ての横に長いかまぼこ状の家であった。

訪ねていくと、すぐに社長という人が出てきた。さすがに園田さんからの電話があったのであろう。頭は丸刈りで、おしゃれっ気もない。お世辞にも会社の社長さんという感じではない。農家のおじさんといった感じである。

「実は……」と切り出す間もなく、「お金はいくら欲しいのかね」ときた。

何と言ったらいいのか戸惑った。言うだけの金を出してくれるのだろうか。先ほどの市場の会社で五十万だったし、農協経済連も五十万、まあいいとこ五十万と言っていいのだろうか。あまり欲張って言って気を悪くされてはいけない、などと言葉を選んでいたら、なんと、「何億欲しいのかね」と言われて耳を疑った。言葉に詰まった。

「その前にお伺いしますが、おたくは何をする会社ですか？」

「そうだな、相互扶助、互いに助け合って生きていこうということを目指している会社じゃ。といっても分からんと思う。じゃ会社の中を案内しよう」

何と大まかな話。本当に億の金を出してもいいという会社だろうか。狐につままれたような思いで社長の後に続いた。

そこで見た光景はこの世のものとは思えない、見たこともないものだった。向かい合った机が二十メートルもあろうか、まっすぐに並んでいて、女子職員が向かい合って仕事をしている。二十人ぐらいいたと思う。それだけならそんなに珍しい光景ではない。何処にでもある事務所の風景である。

ところが、職員の手元を見て驚いた。机の上には送られてきたと思われる現金封筒の山。それに鋏を入れて開封するや、中の現金を、横に置いた塵籠に、まさに無造作にごみでも捨てるように投げ入れているのである。手早く次々に作業は進み現金封筒の山はなくなっていく。すると、男子社員が、建築現場でみられるような手押しの一輪車に一杯積んだ現金封筒を、各テーブルに配って回っている。当然、塵籠には一万円札が溜まってくる。

すると件の男子社員が一輪車で回収して回る。一輪車に一杯になった一万円札は部屋の一隅に持ち込まれる。そこでスコップを使って一万円札を掬っては扉を開けた部屋の中に向けて投げ込むのである。その時、これも工事現場でみられるような大型の扇風機が唸りを上げて投げ込まれる札束を吹き散らすのである。聞くと新札はくっついて離れないから風で吹き散らすのだという。この部屋は金庫であろう。社長に言わせると、銀行は信用ならん、金庫に入れておくのが一番安全だという。中は暗くてわからないが、さぞ一万円札が山となっているのであろうと考えた。

社長がそこで私に言った。

「この中からいくらでも、よかだけ持っていきなさい」

お金という感覚ではない。紙の山を適当に持っていけというのである。まさに度肝を抜かれた思い、返す言葉がなかった。どうしたらいいのか判断に迷った。いったん引上げて出直すことにした。「創る会」の幹部何人かで行ったのだが、誰もが無言で一声も出なかった。

早速、園田先生に報告に行った。「あの会社はどんな会社ですか？」と。

園田先生は我々があまりにショックを受けているのを見て、カラカラと笑い、「そうだな、確かにあの会社はいろいろ問題のある会社だ。しかし、君たちはこれから素晴らしい仕事をしようとするのだろう。だったら色々と金のことを詮索せんで、くれるというなら貰っておけ。蚕は泥のついた桑の葉っぱでも食べてきれいな生糸を出すのじゃ。君たちはその蚕だ」。

さすがに政治家はうまい譬えを言うもんだと感心し、翌日再びその会社に出向いた。我々は心の中で「蚕の桑の葉」と何度も言い聞かせて、会社の扉を叩いた。

社長の顔を見るなり私は、「一応、おたくの会社の定款を見せてください」と言った。すると、差し出されたのはガリ版刷りのお粗末な冊子である。あれほどに金があるというのにガリ版刷りとはと、やや怪訝に思いつつも、目を通しているうちに、事業内容というところで目が止まった。そこには、最後の行に「健康管理事業」とあるではないか。私は背筋に冷たいものを感じた。我々は互いに顔を見合わせた。

「ご厚意は本当にありがたく受けますが、この度はなかったことにさせていただきます」と言って、我々は億どころか一文も貰わずに、逃げるように会社を飛び出した。桑の葉を食べようと思ったら大きな鳥が来て蚕は無残にも食べられてしまう、そんな危機感というか、むしろ恐怖の戦慄がその行動を選ばせたといっていい。

実は、そのあと数ヵ月も経たぬうちに、この会社は大きな社会問題となって騒がれた。ねずみ講事件である。昭和四十六（一九七一）年六月九日、熊本国税局は、二十七億円の脱税ありとして強制査察に入った。個人では史上最高の額であった。

（あゝ、やっぱりそうだったか。貰わなくてよかったな）と胸をなでおろした。しかし、私の中には別の私がそっと言うのである。（あの分だと、金庫にいくら入っているかは誰も知らないのでは。黙ってもらってきても分からなかったんじゃないか）。喉から手が出るほどに欲しかったのも事実であった。

だが、やっぱり私の頭を支配したのは、せっかくいい仕事をしようというのに要らぬ詮索をされて泥がつくのは嫌だった。人間、金の前では理性がなくなるものだとつくづく思い知らされた。

しかし、そうこうするうちに七〇〇万円余の資金が集まり、財団法人は設立された。

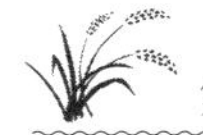

❹原点は「いのち」を守る運動

「創る会」は新しい医療の方向として、健康からの医療を「創る」ことに奔走した。資金の準備もほぼできて、財団設立に拍車がかかった。前にそのことは述べたが、他方、食・農に関してどのような「創る」ことの努力をし、どう展開していったのかに迫りたいと思う。

●「農」の健康を考える

「創る会」の運動は、人間の健康を考えることから発した。さらにいうなら「いのち」を守ることであった。そのための医療の在り方を考えたのである。しかし、単なる医療の次元では、いのちは守れないことに気づき始めた。医療の中には、健康も病気も食に由来することが多い。いや、食こそ人間にとって健康の基本であると言える。その「食」を生み育てるのは「農」である。従って、「医」の原点である「農」の在り方を考えようというのは自然の成り行きであった。

一般の消費者がよく問題にするのは、目の前の野菜や米などの食品であり、その中にはどんな栄養が含まれているのかということである。これまでの栄養学は、ほとんどが食物の栄養学であった。人々はそれを食べて健康を作るのであるから、関心は強い。しかし、作物が生育するには、大切な太陽の光・熱、水、土、空気、つまり環境が深く関わってくる。そこを考えて、うまく調整し、育てるのが「農」である。人々は、食物には関心があっても、その基にある「農」についてどれだけの関心があるだろうか。

「創る会」の原点に、農業者の農薬中毒があった。作物の病害虫駆除のために農薬が使われだし、それを扱う人間が病気を起こした。それで、その人間の病気に関心が寄せられたのだが、しかし一方、農薬をかけられた作物の方はどうなのだろう。薬が必要なほどに作物の体が弱っているのではないか。人間も作物も地球上に生を享ける生物である。

街の薬局の看板に、「薬」と草冠に楽と書かれていた文字が、いつとはなく「クスリ」と片仮名で書かれるようになった。薬はいつの間にか自然の草から化学製品になってしまったのであろうか。

農薬と化学肥料にまぶされて外見はきれいな作物が店頭に並び、人々は喜んで買い求めている。生産と流通に無関心な消費者たちは、店頭の見かけと値段だけが購買の基準であった。その陰で農薬や化学肥料が多量に使われていたのであった。

まずは健康な作物を作ろう。それには「土づくり」から。「創る会」の中で農業者が立ち上がった。

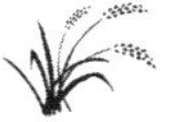

●いのちと「土」を守る有機農業〜生きた農村を取り戻そう

農薬が人体に悪いことが、農村医学会だけでなくあらゆる学会で問題提起されてきた。農産物の中に蓄積された残留農薬が指摘され、中でも海外から輸入される食品が、長い旅路を船倉で過ごすうちに起こる腐敗を防ぐための、いわゆるポストハーベストの消毒が、マスコミでも取り上げられて大きく問題となった。

人間の健康からみて、農薬は各種の食品添加物とともに、食品衛生の面から糾弾されることになった。しかし、その当時、農学の大家が書かれた本の中に「無農薬は不可能である」とはっきり書かれてあった。それはどういうことか。やはり、使わないわけにはいかないが、使い過ぎてはいけない。できるだけ減農薬でいくのが現実的であろうという結論だったかと思う。

しかし、農薬を使うと、害虫は次第に抵抗性を持つようになる。例えば、ホリドール二〇〇〇倍液で効いていたものが、一〇〇〇倍液でも、さらには五〇〇倍液でも効かなくなってくる。「無農薬農法は不可能である」という学者の意見は間違ってはいない。つまり、近代農法の頭で無農薬農法をやるから出来ないのである。化学肥料と農薬は車の両輪、一方の農薬を外すと車はひっくり返る。それで、無農薬農法は不可能ということになる。

そこで出てきた一つの結論は、現在「土」が弱っている。病気の土には病気の野菜しかできない。農薬をやめるというより、農薬の要らない農法をしなければならない。「土づくり」こそ無農薬農法の根底にあるといえる。

しかし、「土づくり」と一口で言っても簡単ではない。堆肥をやればそれで「土」ができる、と思うかもしれない。化学肥料の代わりに堆肥をやる。それで「土」ができると考えてしまう。我々の医療の世界でも、抗生物質や化学薬品の多用によって体が弱り、さらに薬を飲まねばならない体になっていく。そこで、漢方薬が登場してくる。困った副作用を避けるために、単純に化学薬品の代わりに漢方薬を使う。そんな使い方でいいのか。漢方の専門家は間違いであると警告する。近代西洋医学の考え方と漢方の疾病観は全く違うのである。

有機農法をやってもうまくいかないという農家の人が出た。皆で話し合った。成功した人たちの話を聞いた。そして、生物の生態学的輪廻の法則を無視するといけないことが分かった。

例えば、生の有機質をそのまま土に与えると土に馴染まない。それどころか、腐敗してガスが発生し、植物は病気になる。大切なことは、好気性菌を充分に繁殖させて完熟堆肥にして土に返すことだと分かった。その堆肥が充分に栄養を持つためには、全体の三～四割に牛糞や鶏糞を入れるのがいいと言われる。

思えば、戦争中、我が家は両親が出稼ぎに出ていて、小学生だった私は年老いた祖父母と暮らしていた。当時の農家は、どこも同じように一頭の乳牛を飼っていた。もちろん、牛乳を搾って出せば日銭の収入になったが、牛糞が畑にとって大切な肥料となった。その時、祖父が言った。

「牛糞をそのまま畑にもっていったらいかん。ちゃんと料理して、畑さんにおいしいと言って食べてもらうようにすること」

そう言って、牛舎の横に、掻き出した牛糞を枯草と一緒に積み上げていた。堆肥を寝かせるん

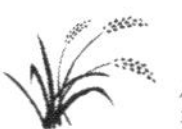

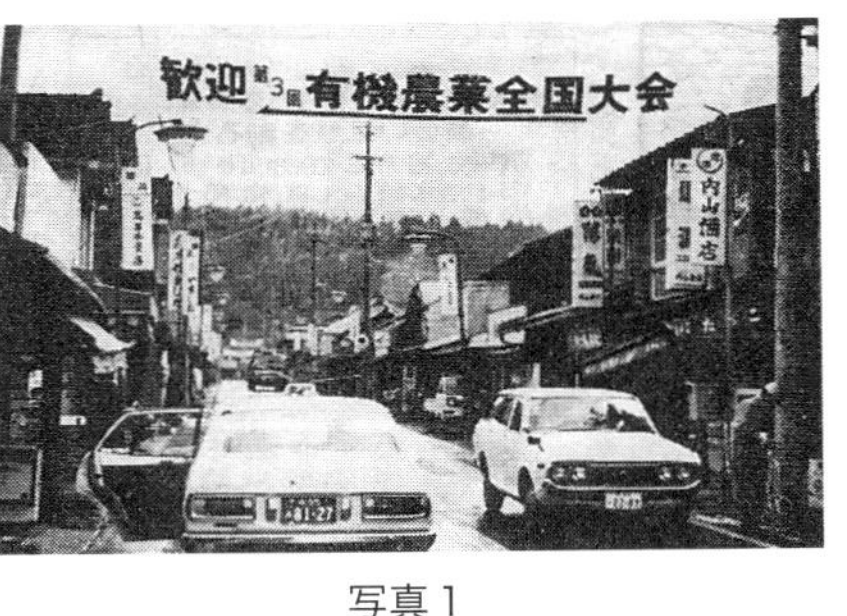

写真１
有機農業全国大会を開催地の熊本県矢部町（現 山都町）では町を挙げて歓迎した

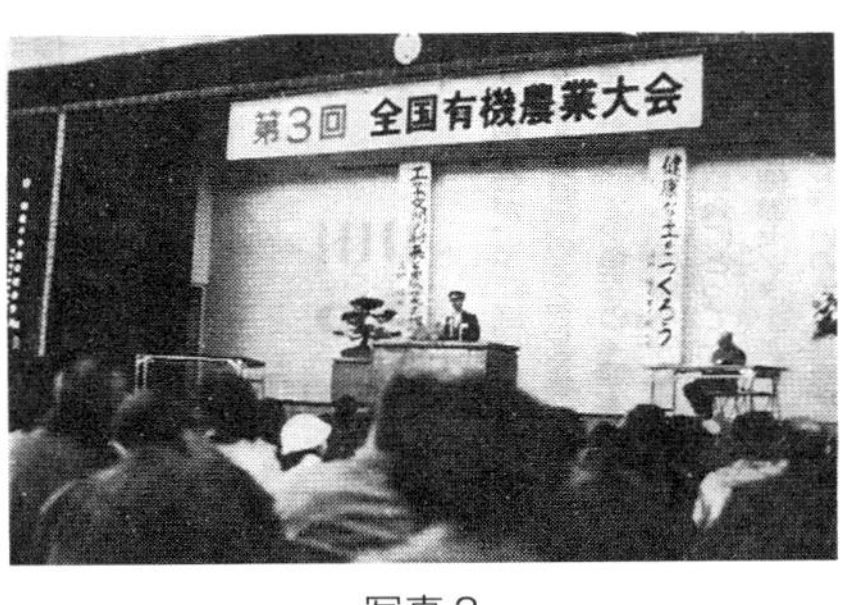

写真２
第三回全国有機農業大会には全国から千人を超す参加者が集まった

だと。時々堆肥の山をひっくり返す作業をしていた。「空気を入れる」と言っていた。雨除けの屋根もしていた。雨ざらしだと養分が逃げると言って。その堆肥の山は、古い方から順次畑に運んだ。

幼かった私は、「金肥（化学肥料）があると、こんなことせんでも楽なのになあ」と愚痴をこぼしていた。金肥を買う金がないから仕方がないのか、と考えていた。当時は、消毒するという話はあまり聞かなかった。

さて、そういうわけで、医療の新しい「創る」運動は、その理念をもって「農」の分野に新しい「創る」運動を展開していった。

昭和四十九年十月十九日、熊本県有機農業研究会（初代会長は佐藤明雄熊本県矢部郷農協長、二代目は小玉達雄元熊本農業高校長）が発足した。翌五十年三月には、「新しい医療を創る会」と共催で「いのちと土を守る熊本大会」を開き、五十二年十一月には全国有機農業大会を開くまでになった（写真1、2）。

そこで全国の有機農業の仲間たちと討論する中ではっきりし

てきたことは、本当の有機農業をすれば決して収量が減るわけはない、有機農業運動は、実は農業と農産物の「いのち」を取り戻す運動であり、生きた農村を取り戻す運動であるということであった。

●いのちと「食べ物」を考える運動

いのちと「土」を守る活動の輪の広がりによって、「創る会」に農の部会が生まれ、生産者のグループが次々に立ち上がり、有機農産物が本格的に生産されるようになってきた。

問題は、折角生産された作物を受け止めてくれる消費者の受け皿が必要なことである。「創る会」の中の都市部の会員の中で、主婦たちが中心に勉強会が始まった。

食べ物がどうやって作られているのか？

なぜ有機農業でなければいけないのか？

いのちのある土とはどういう意味なのか？

勉強の輪は広がっていった。実際に農家に出向いて見学し、場合によってはお手伝いをしてみたいと援農体験を申し出る主婦も生まれた（写真3）。そして、有機農業を勉強し、本物の農業に接して、「楽しかった」「感動した」という報告がもたらされた。熊本市内のあ

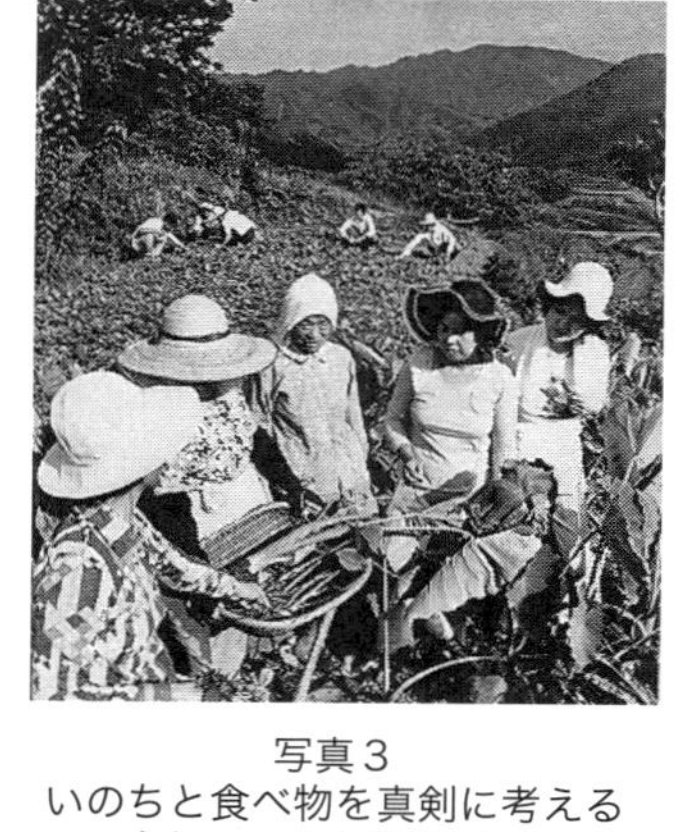

写真３
いのちと食べ物を真剣に考える
主婦たちの援農体験

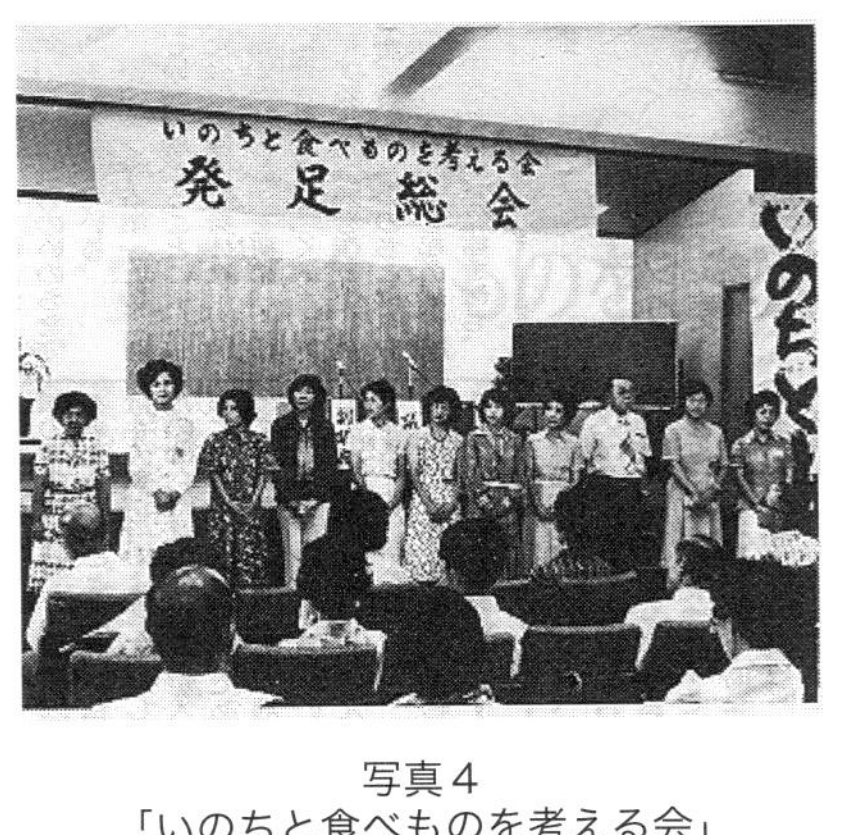

写真４
「いのちと食べものを考える会」
発足総会

会員 → リーダー会 → 運営委員会 → 会代表

活動部会
- 農（援農）部
- 食品部
- 料理部
- 広報・学習部

事務局・会計・記録

図１
「いのちと食べものを考える会」
組織図

ちこちに、農家と交流を持ち産直のシステムを考えようというグループが生まれた。

　昭和五十二年七月、「いのちと食べ物を考える会」が発足した（写真４）。会は図１のような組織図を作り、グループリーダーは責任を持って会の運営にあたった。つまり、「創る会」の「食」の部の活動である。「食」の部の主婦たちは、有機農業の大切さを知るとともに、産直活動の厳しい現実にぶつかった。

　まず、生産量に対応するだけの消費者世帯が揃うかどうか。農産物の仕分けの場所は？　会員への連絡は？　配達やお金のことなどの事務処理……。当番に当たったものの、不安、心労は次第に募っていった。素人のボランティアではあまりに荷が重すぎた。

　流通組織を整備しよう。そこから「創る会」は、新たな「創る」を始めた。それが「株式会社熊本有機農産流通センター」である。その年の九月に産声を挙げた（写真５）。創業記念の即売会には、「創る会」の主婦会員、生産者も準備に当たり、聞きつけて遠方からも人が押し

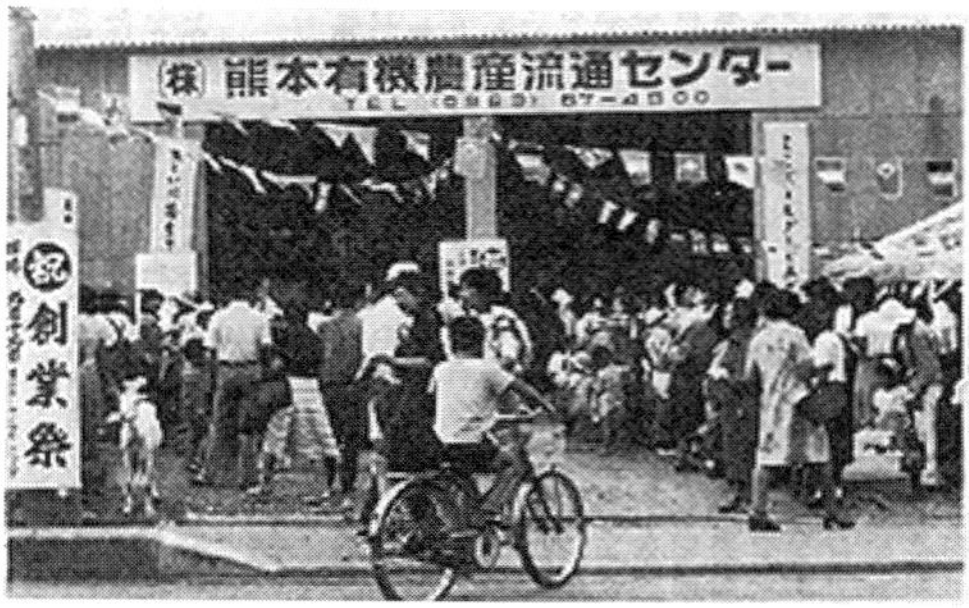

写真５
爆発的な人気を呼んだ
「熊本有機農産流通センター」創業祭

かけ、大賑わいの盛況であった。この会社は約四十年、時代は変わったが今も続いて活動している。

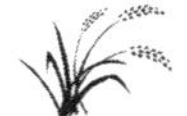

❺ いよいよ医療の本陣へ

「創る会」はその名の通り、次々に何か形あるものを創っていった。財団法人熊本県健康管理協会、熊本県有機農業研究会、いのちと「食べもの」を考える会、株式会社熊本有機農産流通センター。医・食・農の各分野に新しい風を吹き込んでいったのである。

さて、再び「医」の分野に戻って話を先に進めることにする。

思い出してほしい。「新しい医療を創る会」は三つのモットーを提唱してきた。①健康からの医療、②チーム医療、③医療への住民参加である。健康からの医療の話は後でたっぷり話すとして、チーム医療について考えてみよう。

●苦悩する医療環境の中で、新しい病院づくり

昭和四十年を境に、全国の病院は経営の悪化を辿っていた。昭和四十七年に小倉で行われた第二十二回日本病院学会では、病院赤字への挑戦が最大のテーマであった。公立・公的病院から私

的病院に至るまで、いずれも火の車であるとの報告が相次いだ。その最大の理由は人件費の高騰であった。虎の門病院の石原氏に言わせると、十年の間に五倍になったという。

さらに、医師不足は深刻で、地方の自治体病院は二年間で十二ヵ所が廃止、十ヵ所が診療所に縮小した（国保旭中央病院諸橋院長）。

精神病院協会所属の病院は八五パーセントが入院収入によって成り立ち、まさに病院のホテル化によってどうにか運営ができている。それで病院の平均入院日数が日本は三五〇日、それに比して米国は一五〇日だとの報告がなされた（河崎会水間病院長）。

私的一般病院では職員の平均給与が四十六年度で六万一千円だったが、公共企業体の七万二千円に比べて一万円以上も安い。それでいて利潤分配率は、一般企業が一二～一五パーセントなのに、病院は〇・六～〇・七パーセントでしかない（愛知、岡山病院長）。

次々に、病院の苦しい実情が吐露された。

熊本県も全く同じことで、郡部の病院や診療所には来てくれる医師が少ないので、給料を上げることを条件にして町村長は大学の医局参りに奔走した。そのためか、看護職やその他の職員の給料は都会に比べて抑えられていた。当然、看護婦は不足し、定着しなかった。医師もよしんば給料が高かったとしても、一人で何でもこなさねばならず、懇願されて赴任するとしても一年、長くて二年の制限付きで行くことがほとんどであった。

●日赤病院の再建を機に新しい構想を

折しも、熊本の赤十字病院は老朽化が進み危険な状態にあった。その上、職員の待遇改善を要求して、市内のど真ん中にあった病院の周囲には毎日のように赤旗が林立した。医師は大学の医局から交代で派遣されてはいたが、病院自体が機能するような状態では全くなかった。

本来、日本赤十字社の県支部は県が深くかかわっており、支部長は県知事がその任に当たるのが通例のことであるが、その当時の熊本県は事情が違っていた。病院を改築するとしても、県内のバランスを考えなければならぬ立場の知事としては、赤十字病院だけに肩入れするわけにもいかないので、様々な遠慮があったと思われる。

知事は、熊本でこの人を置いて誰もできないであろうという人に支部長をお願いした。その人の名は河津寅雄氏（写真1）。阿蘇郡の小さな町、かの北里柴三郎を輩出した小国町という大分県境の温泉町の町長さんだが、全国町村会長を七期も務め、県では自民党の県連会長、県の政財界を睥睨する人物であった。知事をはじめ多くの県民は、これで日赤病院は再建なるかと大きな期待を寄せた。

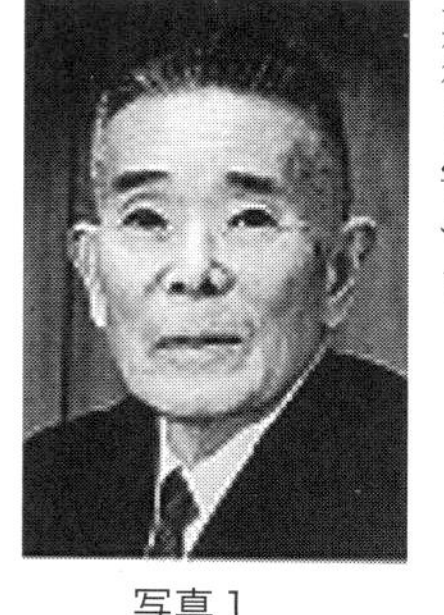
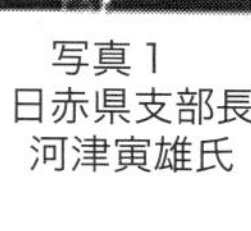
写真1
日赤県支部長
河津寅雄氏

支部長に就任した河津氏は、なんと「日赤病院は建てん」と言い放った。みんなは唖然となった。特に日赤病院が立派に再建されるのを快く思っていなかった医療関連団体は矛先を見失った。

そこで、密かに「創る会」の医師グループが呼ばれた。実は河津氏には男子がいなくて一人娘に養子をとっていた。河津（川野）龍介氏で、熊大産婦人科講師から熊本市民病院へ、その後院長になるのだが、何を隠そう彼も我が「創る会」の強力なメンバーの一人であった。

河津寅雄氏は我々に声を落として耳打ちしてくれたのである。「日赤病院は今のところには建てんと言ったのだ。飛行場が移転するので、その跡地に新築する予定じゃ。ちゃんと唾をつけとる」と。我々一同、驚くと同時に感心した。ことを成し遂げるために、敵を欺くとともに味方も欺くとはこのことか。

飛行場の跡地ゆえに、市街からはかなり離れており、付近には人家も少ない。病院に患者は来てくれるのだろうか。心配もあった。これは後日のことだが、病院が建設されると、近くに次々と家が建ち、目の前には県立大学も移転し、やがて熊本に国体が誘致されると街の中心部から一直線に四車線の国体道路が走り、交通センターからは十分毎に日赤行きのバスが出るようになる。だが、開院当初は元空港の滑走路跡地にぽつんと建っていて、夜勤の看護婦たちが通勤するのに暗くて危険だから街灯をつけてほしいと陳情をしたほどであった。

しかし、当初から救急を旗印にしたので、車社会の進展もあって、開院後間もなくから患者が引きも切らず詰めかけて賑わった。河津氏の深慮遠謀にはまさに頭が下がった。このことは、後で述べる健康管理センター建設のときも同様の思いをすることになる。

さて、そこからは我々が考える番である。大学が次第に地域医療に責任を果たせなくなっていく中で、県下の地域医療の中心にこの赤十字病院を据えて、そこから地域の病院や診療所とネッ

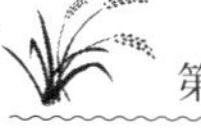

トワークを組んでいこう。そのためには、まず中心の日赤病院を確固たる病院にせねばならぬ。

大学からのひも付き人事で動くようでは、病院の自立は保てない。各科の医師は、「創る会」のメンバーを中心に、大学の医局を通さずに一本釣りで確保することになった。当然、「創る会」のメンバーいやもっと遡って七人の侍たちが中核を占めることになった。松金秀暢（外科部長、のちに院長）、石橋健次朗（小児科部長、のちに副院長）、米満弘之（整形外科部長、のちに副院長を経て自ら熊本機能病院を開く）などである。

一番大事なのは院長人事であった。今までの日赤病院を改築するのでなく、全く違う新しい病院を創るのだとの認識で、新しい院長を迎えたいと考えた。まさにこの方しかいないという人がいた。私と竹熊君の母教室熊本大学第二内科の恩師河北靖夫教授（前出）、既に六十五歳で定年退職されていた。懇願した。先生は、私達の「創る会」運動についてもご存知だったし、ご理解も頂いていた。「創る会」の前身である農村の健康調査のときは真っ先に賛同していただき、第二内科を挙げてこの調査に取り組むことを許していただいた先生であった。

しかし、この時の日赤病院はまさに四面楚歌の状態、医局の先輩方からは「恩師に対して火中の栗を拾わせるのか」と随分とおしかりと反対も受けたが、先生は「君たちと新しい日赤病院を作ろう」と言ってくださり、話が決まった。

しかし、偉かったのは、それまで院長を務めておられた池田陽一先生である。新しい病院になったのだからと言って、自ら副院長に下がることに甘んぜられ、その後の病院の運営にも貢献されたのである。ただ、池田先生は第一内科出身だったので、当時の教室のジッツ（派遣先病院）争いとしては第一内科から第二内科に移ることになり、教室間の気まずさはしばらく残ったといえる。しかも、大学の就職委員会を通していないので、大学からも白い目で見られた。悪しき伝統を壊すということは、そういういくつかの関所を乗り越えねばならなかったのである。

昭和五十年五月二日、熊本赤十字病院は苦難の中から新しい夢をもって開院式を迎えた。そこには熊本大学からも医師会からも出席はなかった（写真2、3、4）。

しかし、当時のたらいまわし事件や居留守事件など、蔓延していた医療界に対する不信を払拭するため、新しい病院は、救急を旗印に二十四時間体制で、来る患者は一切断ることをせず、個人の病院・診療所からの回しも快く受けた。次第に医師会とも大学とも融和が生まれた。県立病院がなかったので、県出身の自治医大生の教育病院はもとより、医師会の卒後研修病院にも指定されるようになった。

●チーム医療をどう組むか

県下を見渡せば、あちこちの自治体病院が瀕死の状態であった。いずれも、医師がいない、スタッフがいない、経営が成り立たない、というのである。

まず、菊池市とその周辺の五カ町村で作る組合立病院が閉院するという。我々「創る会」に相談が持ちかけられた。元々戦前から伝染病の隔離病院として開設されていたので、市街地域から離れたところにあった。

そのとき、盟友・竹熊が言い放った。「俺が行く」と。

ただし、条件を付けた。「医・食・農」の実践の場にしたい。その名も「養生園」。公立菊池養生園診療所の誕生である。「医」は健診によって早期発見、その前に病気にならぬ養生教育、「食」は食医学と食養生指導、「農」では本物づくりを目指す有機農業実験農場を持ち、まさに「創る会」運動をそのまま実践しようというのである。自治体の診療所としては全く型破りのものだった。

自治体側からすれば、予想もできぬ展開に目を丸くした。ただ、養生園がある菊池郡泗水町（現　菊池市）の町長は、第一章❸に記述した昭和の農聖と言われた松田喜一氏の愛弟子であっ

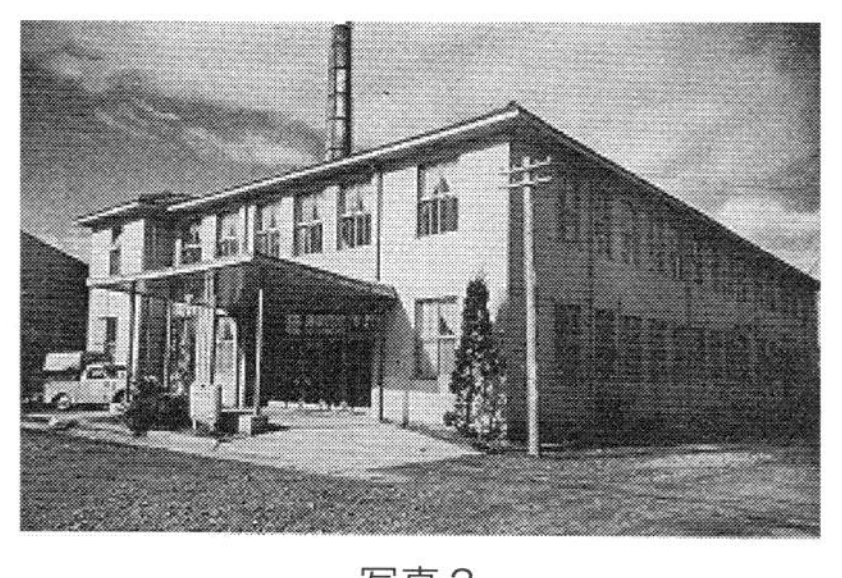

写真２
街の中心部にあった
古い改築前の日赤病院

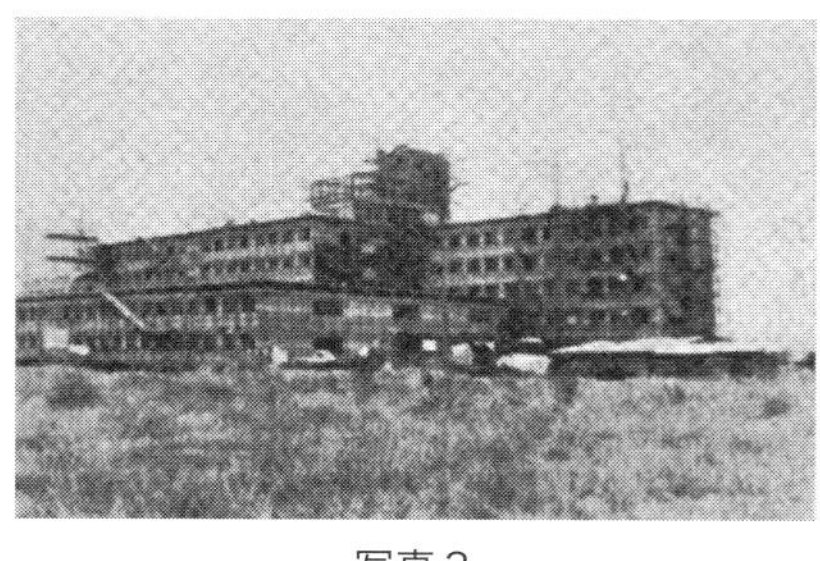

写真３
空港跡地の荒野に建設中の病院

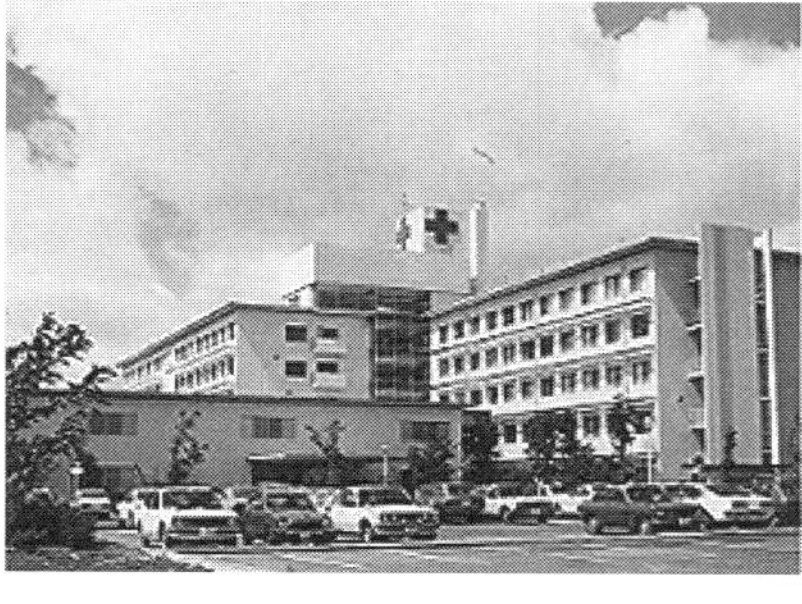

写真４
完成なった新しい日赤病院

た。従って、竹熊のこの提案に賛同してくれたので、養生園構想は実現した。

その後、竹熊先生の巧みな養生説法の評判は日本中に広まり、北は北海道から南は沖縄まで多くの信奉者がバスを借りて集まってくるほどであった（写真5）。養生園は熊本赤十字病院と緊密な関係を作り、地域医療を完結していくことになる。

引き続いて熊本市民病院には、婦人科部長に河津龍介医師、外科部長に長尾和治医師、共に強力な「創る会」のメンバーで、二人とものちに同病院の院長になる。町立阿蘇中央病院に武本武重医師、菊水町立病院に内田正明医師と、いずれも経営的に問題を抱えた自治体病院に「創る会」の中心的医師たちが、新しい医療の夢を抱いて参入していった。そして、それぞれの地域で立派に医療を確立していったのである。その中心に赤十字病院を置き、連携を強力なものにしていった。

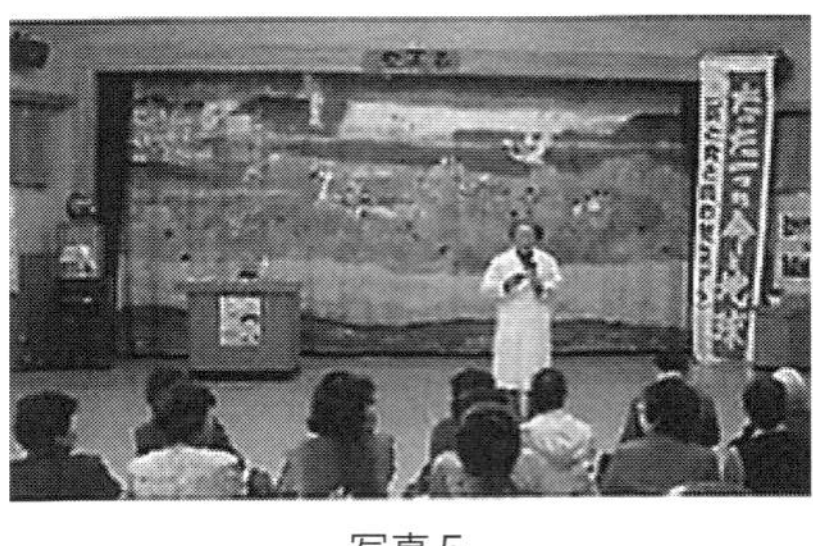

写真5
養生園内のホールで養生説法をする
竹熊園長

地域医療とは地域相互の連携。その中に組織を動かす人がいる。患者の治療に関して協力し合い、時に応援し合う。地域医療が確立して初めて連携もうまくいく。

そして、医療は医師だけでできるわけはない。看護婦（師）や各種の技師たち、そして病院の事務職。実は、これまで医療の世界で、これらの職種こそ影の存在であった。県下の多くのコメディカルスタッフが「創る会」運動に参加していた。本来、医療とは患者の命を守るため、医師を中心にしてすべての医療職種がチームを組んで行うべきで、例えば薬剤師も栄養士もベッドサイドにきて医師と対等に討論できる環境、いやシステムが必要である。

またさらに、地域には地域のお世話役、福祉関連の専門者もいる。これらも輪になり一つになって取り組むべきであろう。そんなことを漠然と考えていたと思う。今日のＮＳＴや地域包括支援センターなどの考えに近いのかなと思う。ただし、それを運営する人、その理念こそ重要であろう。

次は、「健康からの医療」。私の出番である。

第三章　健康からの医学・予防医学へ向かって

❶ 具体的な歩み一歩一歩

前章ですでに述べたように財団法人熊本県健康管理協会は遂に誕生した。昭和四十七年十二月二十三日、設立総会が執り行われた。設立準備に参加してくれた各種の団体関係者約四十名が集まった。来賓の沢田県知事は、「県民の健康で明るい生活医療福祉の向上に寄与し、地域・患者に密着した医療活動に期待したい」と祝辞を述べた。議長は県農協中央会長。例のごとく寄付行為や役員、事業計画を決めた。第一回の設立準備会から十ヵ月たってやっと成立にこぎ着けた（写真1）。

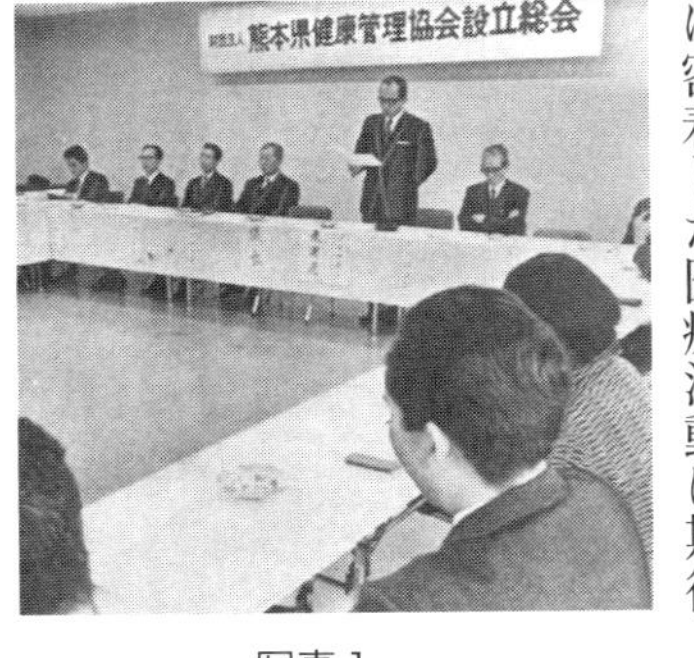

写真1
熊本県健康管理協会設立総会で
祝辞を述べる県知事

順風満帆とまではいかないけれど、皆様のお力を一〇〇パーセント頂きながらどうにか船出をしたのである。まずは一七〇万県民の健康づくりの第一歩を踏み出したことになった。しかし、これから何をどうやってするのか、五里霧中であった。

まずはスタッフが要る。医師としては私が入る。そう宣言し、これまで準備してきた。しかしまだ大学の教官（講師）の籍は抜いていない。看護婦（師）は、私が勤務する大学の看護婦が近く結婚退職するというので、お願いしてきてもらった。友人の知り合いの高校の教師を事務職に招いた。検査技師と栄養士は新卒を採用した。私を入れた計五人体制でスタートすることになった。

●診療所開設、財団ようやく始動

早速、四人のスタッフに給料を払わねばならぬ。収入の道を考えねばならぬ。そうだ、私は経営の責任者だったのである。仕事を探した。

当時、学童の水泳中の事故、運動会での事故などがマスコミで取り上げられ、原因の追求と予防策が叫ばれていた。それで新学期早々に学童の心電図検査が始まった。調べてみたら熊本は大学の代謝内科の講師が引き受けていたので、頼んで回してもらうことにした。

協会は設立総会から八ヵ月がたっていたが、実は肝心の会長をはじめ詳細な役員人事が決定してなかった。健診をするにしても、診療所の届け出が必要である。それまで大学の教官の籍を抜いてなかったのは、収入のない協会から給料はもらえないと考え、できるだけ引き延ばしていたのである。が、もう腹を決めねばならぬ時が来た。診療所を開設し、私はその所長になった。

あとの話だが、このことを佐久の若月俊一先生に話したことがあった。私が未練がましく大学にへばりついていたと思われたのか、「給料も払えそうもない協会に行くことを決断するのは勇

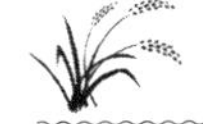

気が要っただろうが、それは良かった。背水の陣で決断してこそ人は本物と思うのだよ」と褒めていただいた。

しかし、身内は心配した。大学を辞めるといったとき、親戚一同が反対したのも事実だった。その中で、これまでの「創る会」、いやセツルメント運動からの歴史を知っている家内は賛成してくれた。賛成させたといった方がいいのかもしれない。私はいちいち言葉に出せない性格なので言わなかったが、感謝した。

熊本県健康管理協会は前年の十二月に発足して以来、役員人事の根回しと移動健診のための検診車の準備が急がれていた。検診車については、まずはおねだりするしかなかった。県農協中央会の肩入れでマイクロバスを準備してもらうことができた。その車を我々が委託運営させてもらうことにした。

昭和四十八年八月十一日、協会の第二回理事会が開かれ、ようやく体制が整った。実質的にはこの日をもって実働が始まったと言える。

●父と仰いだ河津寅雄会長の下で

会長に河津寅雄氏。前に紹介した方である。小さな阿蘇郡小国町の町長、しかし、全国町村長会の会長七期、日赤病院再興の功労者と紹介したが、熊本の政財官のすべてはこの人にかかっているといわれるほどのボスであった。この方を我が協会の会長に迎えることができたのが、これからの協会発展の決定的鍵となるのである。しかし、すんなりといったわけではなかった。

河津氏は多くの団体の会長や理事長を引き受けていたが、いずれも成功しないものはなかった。世間の人は、「河津さんにお願いしたら全部うまくいくよ」と言っていた。それは、河津氏がこの事業は本当に必要かどうか、うまくやっていけるかどうか、見極めてから引き受けておられたからである。河津氏は協会の行く末を危惧されていたのである。少し時間がかかったが、この事業の重要性を認識され引き受けていただいた。私が大学を辞めて決断したことが、河津氏の心に響いたのかもしれない。ただ、世間のことを何も知らない一介の医者が財団法人を引っ張っていけるのか心配だったと思う。

後日談だが、予告なしに突然事務所に入ってきて細かいことまで注意される。例えば、「書棚はオープンにしろ。扉があるから中を片付けない」「部長、課長の椅子にひじ掛けはいらない。職員みんなと同じにしなさい」「客の接待用の湯呑はプラスチックでいい。女子職員が洗うのに心配しなくていい」。私は心得て細かいことまで報告した。お祝いやお悔やみなどの金額も相談した。「人さまから支えていただいてやっている団体だ。派手なことはするな。控えめがよろしい」。節約と合理主義が信条だった。しかし、葬式は突然なので相談する間もない。事後報告である。ある時のこと、協会役員の奥様が亡くなられた。相談する暇もないので事後報告した。当然控えめの額にした。すると、河津会長からいつになく大きな声が飛んできた。

「協会設立にあたってどれほどお世話になったか考えたら、それではすまぬだろう」。そう言われて、香典の追加をもっていったことがあった。天下国家を論じる大物だと思っていたが、実に細かいことにも気が付く人だと感服した。〝木を見て森を見ず〟はいけないが、木も見て、森も見て、そして山も見なければいけないことを教わった。

忙しい人だったので、よく電話がかかってきた。電話魔と言われるぐらいに夜中でもかかってきた（写真2）。ほかの団体の人たちも戦々恐々であった。しかし、今時のように携帯電話がなかった時代なので、私は医師という職業ゆえ常に家内には居場所を教えていた。だから、河津会長の電話は漏らさず受けていた。学会出張中、夜中のホテルにかかってきたことがあった。私がいることが分かってえらく感心された。そのことがあってから河津会長は、「協会のことは君に全部任せる。君が思ったようにしなさい」と言ってくれた。信頼されたのである。

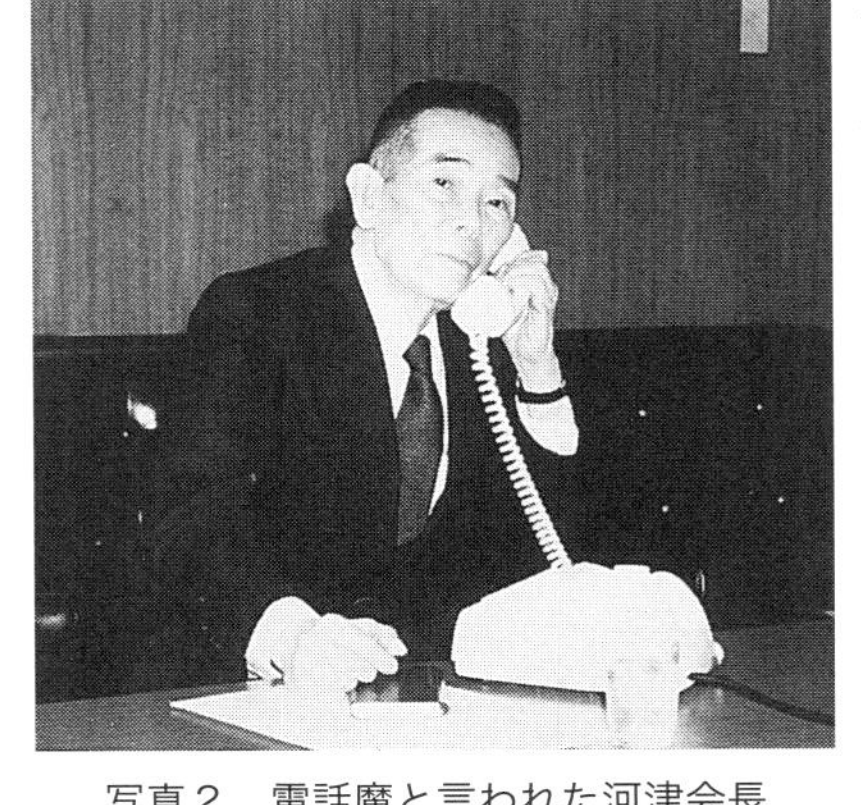

写真２　電話魔と言われた河津会長

実は、河津会長は明治三十五年生まれ。私の父と同い年であった。肉親の父のような思いで仕えた。

●無手勝流事業の展開

話を元に戻そう。第二回理事会で協会の陣容が固まった。会長に河津氏、副会長に県共済連会長、新しい医療を創る会の代表、県婦連会長、それに熊本農村医学会会長で熊本大学の野村教授など、その他の理事には農協四連会長、地元の財界、銀行、それに竹熊君をはじめ「創る会」の主だったメンバーが名を連ねた。少し余裕も作っておいた。私としては、文化人や医師会からも参加してほしいと考えていたからであった。会長は、「報酬としては一銭も出さないのだから、入れておいた方がいいと思う人はどんどん入れなさい」と言われ、まだ何も実績もなく、スタッフもわずか五人という小さな協会なのに、役員は見事に綺羅星のような方々が名を連ねた。河津会長の力であった。そして、私は専務理事ということになった。

この人事を決めたその日に、農協からの検診車の委託式が行われた。そこで並み居る錚錚たる役員の前で、健診のお手伝いをする「創る会」のボランティア部の主婦たちも紹介された（写真3）。その中の代表が、「待ち望んだ協会の活動がやっと本格化することになって嬉しい。自分たちは、健診の受け手から積極的に支える側の活動をしたい」と述べ、参加者一同から大きな拍手を受けた。

その年、昭和四十八年十月五日、熊本市で野村教授を会長に第二十二回日本農村医学会が開催された。九州初の農村医学会総会であった。熊本農村医学会や公衆衛生学の教室はもちろん、できたばかりの協会とそれを支える「創る会」のボランティアの皆さんも、その成功のためにお手伝いを買って出た。学会行事の一環として自由集会がもたれた。テーマは「医療への住民参加」。「創る会」の皆さんがまさに私達のことだと張り切って参加したことはいうまでもなかった。

いよいよ健診活動が本格的になってみると、どうしてもがん検診がしたい。それには、まず胃がん検診のレントゲン車がほしい。またまたおねだりを考えた。

協会の副会長でもある農協共済連の岡本篤会長を、共済連の会長室に訪ねた。この会長は豪放磊落、人の好いそれでいて親分肌の太っ腹の会長だった。

私は単刀直入に切り出した。

「会長！　車を一台欲しいのですが」

会長の言葉がすぐに返ってきた。

「いいだろう。どうかしよう」

太鼓腹をゆすりながらの姿が実に頼もしく思えた。

「有難うございます。早速発注します。請求書を回しますのでよろしくお願いします」

私は、岡本会長の気が変わらぬうちにと、早々に退出した。

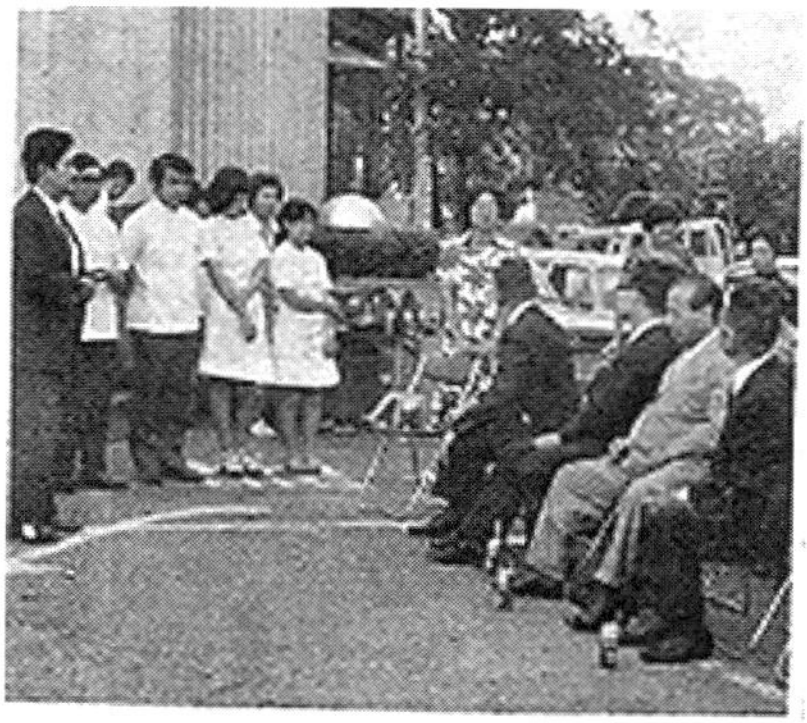

写真３
「受け手でなく支える立場へ……」創る会ボランティア

後日、見積書と請求書を用意して岡本会長に持っていった。それを見た会長は目をむいて大声を発した。

「これは何だ。三千万円とは何の金だ！」

「会長、この前買ってやると言われたではないですか。時間がなかったのですでに発注しました」

「おいおい、どんなに俺が会長といってもそんな金を右から左に出せるわけはないだろうが」

岡本会長の言うことはもっともである。車一台といったので、乗用車と思われたのである。私としては胃がん検診車だから、当時でも優に三千万円はした。そのことは言ったつもりが、伝わってなかった。私の早とちりだったかと後悔したが、岡本会長の困惑顔を見ていると、つい口から出た。「会長、心配いりませんよ。一年たったら十倍にしてお返しします」。

岡本会長にも笑顔が出た。

「予防医学はそんなに儲かるのかね」

「ハイ」と答えて早々に退出した。胃がん検診ができることがうれしかった。

一年がたって岡本会長に報告に行った。一万人を超える人の健診ができて、その中で十三人の胃がんが見つかったこと、十人は早期がんで完全に治るということを。「会長のご決断のおかげです。有難うございました」とお礼を申し上げた。

黙って聞いておられた岡本会長は、私の目の前に広げた手のひらを出された。

「一年たったら十倍にして返す話はどうした？」

「もう返しました」。私は即座に答えた。

岡本会長は憤然として、「一年ぶりにしか君とは会っていない。私は何も貰ってはいない」と不機嫌である。

私は説明した。「健診で十名の人は助かりました。放置しておれば手遅れで亡くなっています。この人たちは農協共済の〝実り共済30〟に加入しておられたのです。亡くなられたら共済連は一人三千万円の保障をせねばなりません。でも、助かったのでその必要がありません。三千万円が十人分です」。

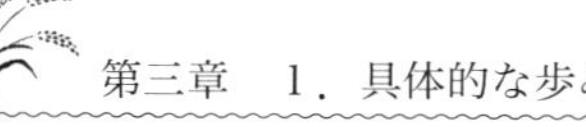

三千万円を十倍にして返すとはこのことだったのかと分かった岡本会長は、「一本やられたな」と大きな腹をかかえて笑った。私も笑った。最後は、「農民のために頑張ってくれ」と言われて握手をしていただき、私は部屋を出た。

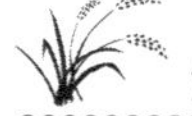

 本丸ようやく築城

財団法人熊本県健康管理協会は、予防医学の立場に立って一七〇万県民のいのちと健康を守り、明るい県民の暮らしを築いていこう、目指す目標は大きかったが、職員はわずかに五人。ささやかな一歩を踏み出したばかりだった。しかし、私は心配していなかった。背景には三七〇〇人（協会設立当時）の新しい医療を創る会の会員がいる。そして農協四連が控えている。

健診事業も少しずつ普及し、要請がかかってきた。農協のおかげで検診車も整備が進んだ。すると放射線技師がいる、車のドライバーもいる。スタッフも事務職も増やそう。四年たった頃、農村部はもとより都市部の住民や職場の健診・健康管理に活動の輪が広がり、その存在も広く知られるようになってきた。

しかし、健康管理協会の活動に限界を感じ始めた。それは定置式の設備を持たないために、人間ドックのような精密な健診ができない。多人数の能率的な健診が難しい。二次健診もしたい。確かなフォローもしたい。どうしても健康管理センターが欲しかった。

●健康管理センターの夜明け

昭和五十年に完成した熊本赤十字病院の新しい外来に、外回りで診た人の二次検査や施設内に呼び込んで検査をするいわば協会の分室を、設計の段階で組み込んでもらっていた。つまり、協会のためのスペースを確保していた。

ところが、病院が開院してほどなくして、救急患者をはじめ当初の予想をはるかに超えて患者が急速に増えた。協会は数ヵ月にして病院側から体良く追い出されてしまった。ますます自前の施設を作らねばという思いは高まってきた。

実は、前に述べた協会の河津会長が昭和五十一年十一月から、新装なった日赤病院に入院することになった。病名は肺気腫。原因は若い時からのヘビースモークであった。我々が面会しているときもよく煙草をふかしていた。残念ながら、私も含めて熊本の医師たちは、余りに恐れ多くて強くは忠告できなかった。東京で呼吸困難の症状が発症し病院を訪ねたとき、東京の医師は、田舎のじいさんぐらいにしか思わなかったのであろう、コテンパンに会長を叱ったそうである。会長はピタッとタバコをやめた。が、時すでに遅し。熊本に帰るなり、すぐに入院となった。

会長をトップに持つ団体は慌てた。私も会長の存命中に是が非でもセンターを作りたい。体調のいい時を見計らって病室を訪ねて陳情した。

「よかろう。何処に作りたいのかね」

「この日赤病院の敷地の横にまだ空き地があります。病院とも連携をとっていくためにも、そこが最高だと思います」

「分かった。そこは空港跡地で今は県の所有になっている。知事に話に行きなさい」

「分かりました。早速に」

私は県庁に飛んだ。そのことを知事に申し上げた。知事とて河津会長には頭が上がらない。まして日赤の県支部長を河津会長に押し付けているのだから、反対のはずがない。

「あそこは県の所有地だが、日赤に管理をお願いしているもの。日赤の支部長がいいというならそれで結構だよ」

早速、帰って日赤支部長でもある河津会長に申し上げた。

「じゃ、やろう。ところで建設費はいくらかかるのかね」

「大まかに三億円とみています」

「それはどうやって調達するつもりかね」

「はあ、あちこち走り回って寄付を集めます。足らない分は銀行からの借金になろうかと思います」

財団設立のときに寄付を集めた経験が私にそう言わせたのだった。

「君、あの時の金に比べたら一桁違うぞ。君は医者だから医者の仕事をしなさい。私がどうにかしよう」

三億の金を出そうというのである。感激した。

「俺のポケットから出そうというのではない。日赤には災害などいざという時のために常に準備金がある。それから立て替えておくから、儲けて返しなさい」

「ハイ、必ず返します」

と誓ってその場を出た。

「よし、これでセンターはできた！」

涙があふれる思いだった。

●健康管理協会　日赤の旗の下に
だがそこには大きな壁が

数日して、日赤の県支部事務局長から呼び出しがあった。

「小山先生、日赤が管理している土地の上に、日赤が金を出して作ろうというのだから、財団法人の協会でなく日赤になったらどうですか」

財団法人で作るつもりだった私には予想外のことだった。しかし、日赤の立場で考えたら、それが順当な結論であろう。私は唸った。

新しい医療を創る会のみんなが百円、二百円の金を集め、ようやくここまで来た。住民参加として、会員の願いの結晶がセンターである。「ハイわかりました」と簡単に日赤に移れるものだろうか。しかし、断ればこの話はなくなる。

悩んだ。考えた末、日赤で受けることにした。そのとき職員はすでに二十人を超えていた。こ

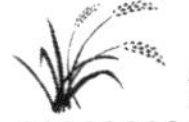

の職員のことを考えたら大樹の下に身を寄せるのが賢明ではないかと結論付けたわけである。
しかし、局長に条件を付けた。建物は日赤の健康管理センターでいいけど、横に並べて、財団法人熊本県健康管理協会の看板を出させてほしい。協会の組織は残したい。それと職員は全員無試験で採用してほしい、と。

局長は、協会と日赤は全く別組織だから、新しく日赤での採用試験をすると言い張る。私は、一歩譲って試験はしてもいいが一人でも落としたら私が辞めると引かなかった。形だけの面接試験をして全員合格、日赤の職員になった。

次にもう一つ難関があった。日赤の本社である。
日赤の組織は、本社を頂点としてピラミッド式にすそ野を広げ、全国に都道府県支部がある。そこに病院や血液センターがある。よく本社は、金は出さぬが口は出す、と言われる。支部や病院などの建物はすべて本社のもの。その施設長（院長や所長）は、本社の社長任命である。

私は東京に行き、初めて本社に顔を出した。健康管理センター建設の許可をもらうためである。恐れ多くも社長には会うこともならない。衛生部長という肩書の人と会った。センターを作りたい、熊本での準備も進んでいますと胸を張って話した。相手は医師である。私の言うことはわかっていただけると軽く考えて、あいさつ程度に申し上げた。すると、なんと返ってきた返事はＮＯ！

「予防医学では経営は成り立たぬ。最初から赤字が予想される施設を許可するわけにはいかん」

「これからは予防が大切になります」

と言っても、

「それは俺も医者だから分かるが、赤字を出したんではお荷物になるだけだ」

全く取り付く島がない。病院の中には赤字のところもあるやに聞いていたので、それを言うと、それは院長の力量が足りないからだと言う。赤十字だから、〝これからの時代には予防医学が必要になる。経営は大変だろうが頑張ってくれ〟とでも言ってくれるのかと思っていたが、けんもほろろ。話にならない。しかし、熊本では着々と進めていこうとしている。どうしたものかと思っているうちに、我慢が出来なくなった。

「部長、先ほどから聞いておりますと、赤字はダメ、赤字はダメと言っておられますが、赤十字とは赤字の中に十と書きますがどうなんですか」

言ってしまって、しまったと思った。

案の定、「馬鹿もん！」。一喝が飛んできた。

これでセンター設立はおしまいだと考えながら、暗い気持ちで、すごすごと退席し、熊本に帰った。

ところが、数日たって県支部に、「許可する。ただし熊本県支部診療所とする」というのである。ホッとした。しかし何故？　あれだけのやり取りをして許可してくれたのだろうか。恐らく支部長（河津会長）や事務局長に問い合わせがあったのだろう。小山の独断ではなさそうだと認めたのかもしれない。まだ小さな活動で、赤字を出したとしても支部が補塡できる範囲だと見たのであろう。

予防医学の専門施設というのは、これまで全国見てもどこにもないが、支部診療所というのはある。僻地診療、無医村診療といった特別のものである。前例があるから許可ができたのであろう。私は色々と想像した。しかし、どうであれ許可してもらったのだから、後はこっちのものである。さあ、建てるぞ！

●やっと実った「創る会」の構想

昭和五十二年八月三十一日、現地で起工式が行われた。健康管理協会が生まれたのが昭和四十七年十二月だったので、五年目である。「新しい医療を創る会」の発足が昭和四十五年十一月二十九日。八年目にしてようやくその足掛かりができたわけである。

当時の新聞記事から引用させてもらうと、

「このセンターの青写真によれば予防医学の総合センターになるはずで、がんその他の様々な健診ができるほか病気にならないための〝事後管理〟、〝健康指導〟に力を入れる非常にユニークなものができることになっている。特に、健診の重要性は誰もが言うが、健診のしっぱなしではなく、健診の結果に応じた適切な健康や食生活に関する指導がもっと重要で、健康管理センターはこの点に特に力を入れた活動になるはず、従来何処にも見られなかった予防医学活動が展開されることになるだろう。……」。大きな期待がうかがえる。

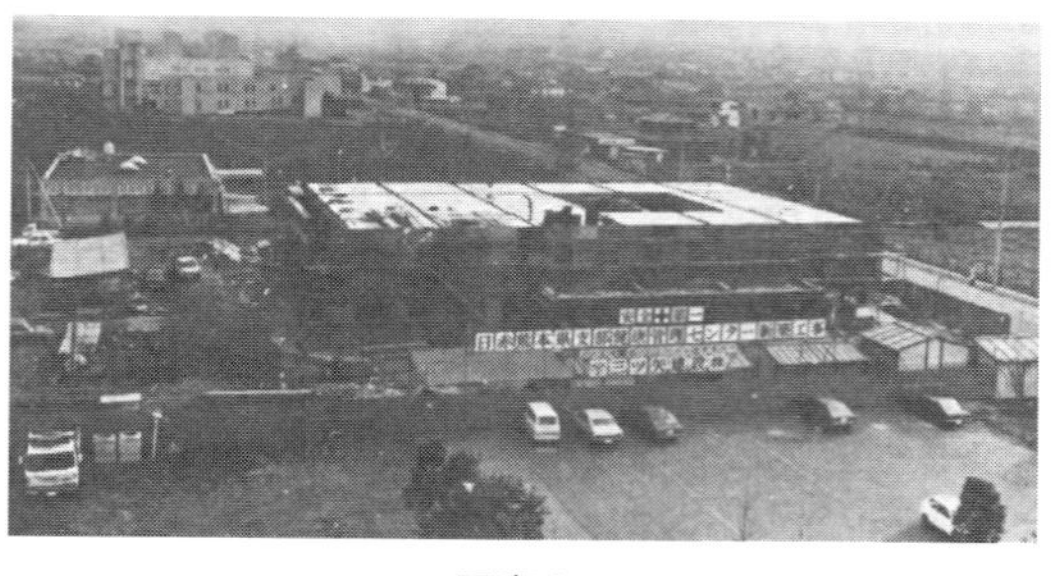

写真１
工事が進む健康管理センターの様子
会長の病室から見る景色

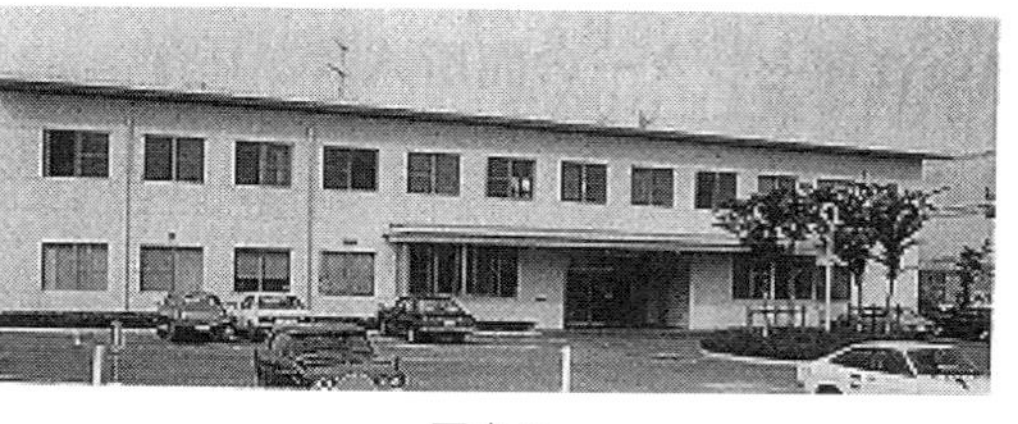

写真２
完成した健康管理センター

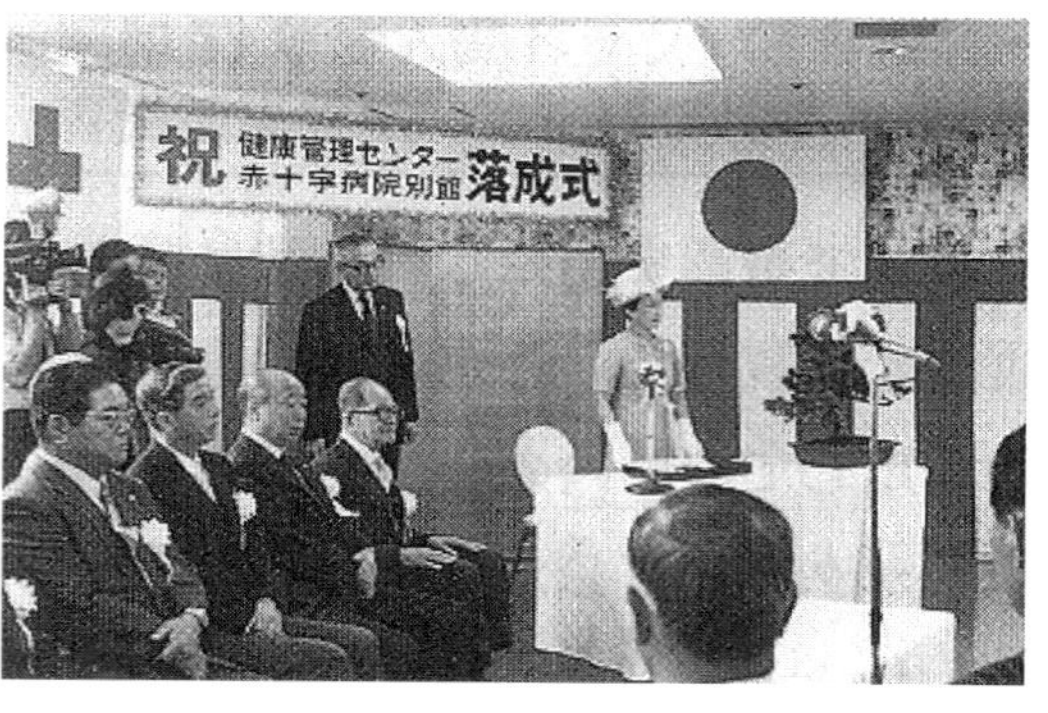

写真３
常陸宮妃殿下をお迎えして行われた落成式典

四十年たって、いま全国には無数の健診センターができている。国も特定健診、特定保健指導をすることを法制化している。その当時は〝どこにも見られない〟とか、〝ユニークな施設〟とマスコミから書かれていたのを見ると、いまさらながら、「創る会」の発想と行動はユニークだったのであろうと考える。

建築は着々と進んでいった（写真1）。河津会長の入院病室は日赤病院の東側の特別室で、窓を開ければ眼下に工事現場が目に入った。ある時、病室を訪ねた折りしみじみと「小山さん、ここまで来てよかったなァ」と述懐された。「会長のおかげです」とやっと言葉になったが、涙に視界がかすんでしまった。

建設工事は順調に進み、昭和五十三（一九七八）年二月二十日、無事竣工した（写真2）。鉄筋コンクリート二階建て、床面積一六二六平方メートル、総工費二億円。決して大きな施設とは言えないけれど、三十二名になっていた全職員ともども手を取り合って喜び合った。

施設内の機器の搬入、諸準備を整え、四月一日、開所式とともに事業を開始した。最も残念だったのは、河津会長のお出ましがならなかったことであった。病気療養中の支部長（河津会長）に代わって県支部事務局長が挨拶、職員への激励の言葉があった。

落成式は、隣の日赤病院の別館竣工を待って、その年の六月二十一日に同時に挙行された。その日は日本赤十字社創立一〇〇周年記念行事と並行して行われた。従って、日本赤十字社の名誉副総裁である常陸宮妃殿下を迎えて盛大に執り行われた（写真3）。その時、ようやく私も職員のみんなも、心に赤十字の一員になった自覚が生まれてきたのであった。そして、偶然かもしれないが、赤十字社発祥の地熊本で、創立一〇〇年目に、日赤で初めての予防医学の専門施設が建設されたことに、職員一同大きな誇りと夢を持ったのであった。

❸ 健康管理センターは赤十字の旗の下で

健康管理センターは竣工し、落成式も終えて、事業を本格的に開始した。「日本赤十字社熊本県支部診療所　健康管理センター」という名称になっていたが、実は「診療所」までが正式名称で、後ろの「健康管理センター」は自分たちでそう呼ぶことにしたのである。住民の中からの新しい医療を求める声に支えられ、ようやく創り上げた「健康からの医療」の城、健康管理センターを作りたいと願ってできたもの、これは単なる診療所ではない、はっきりとしたみんなの主張がそこにはあった。

それに、本社にセンター設立の陳情に行った折り、「予防医学では飯は食えぬ。経営が成り立たぬものは許可できない」と厳しく言い渡され、私の胸の中に憤然と沸いてくるものを感じた。「予防医学で飯を食ってみせる。絶対に赤字は出さぬ」と、心に深く誓ったのであった。

まずは明るく、楽しい職場づくりから

私は、職員の前で経営の話をする時は、初めから黒字とか赤字といった話はしなかった。しかし、「我々の活動が間違っていなければ、社会が受け入れてくれるはず。そうすると、社会が必ず応援してくれる。結果的に、黒字になるはず。我々のセンターは、社会の皆さんによって、いや皆さんと共に活動を進めるのである」、少し甘いかもしれないが、私はことあるごとに私の思いを語った。

従って、働く職員が夢を持ち、使命感を自覚し、明るく楽しく働けば、受診者にも一般の住民の皆さんにも心は移るもの、健康を普及しようとするものが先ず健康で明るくしようと話し合った。それには、「ここで働いてよかった。楽しい」といった職場にしよう。それも押しつけはいけない。私はこれでも事を強引に運ぶことは出来ない性格で、従ってみんなにお説教をすることはなかったと思う。

実際に健診の現場に行くと、農村医学会や「創る会」のときからの知り合いの婦人部の皆さんが、手造りの弁当やおやつを作って待っていてくれた。私達も出向いてただ機械的に血圧を測り、採血し、心電図をとって、ハイさようならと帰るようなことはしなかった。保健師や栄養士は一人ひとりに話をしていた。本当は指導をするよりも、逆に教わっていたのかもしれない。私も皆さんに集まっていただき、必ず健康講話をした。車のドライバーさんも運転だけでなく、合間を見て体操のお兄さんに変身、農民体操を披露しみんなのアイドルになった（写真1）。

職員たちも回を重ねるごとに色々と工夫し、上手になり、健診会場は笑いが渦巻くようになっ

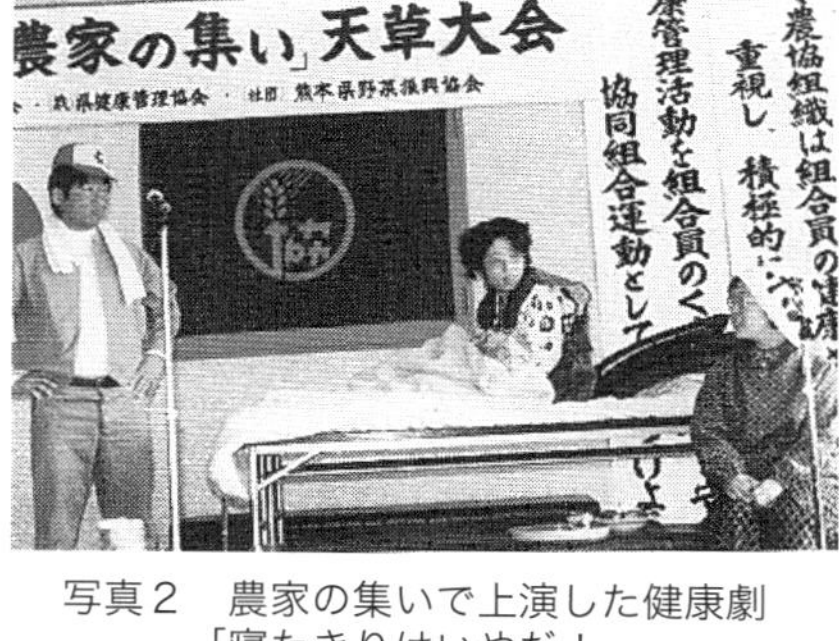

写真２　農家の集いで上演した健康劇「寝たきりはいやだ！」

写真１　健診の現場。ドライバーは体操のお兄さんに変身

た。さらにこれが高じて、行った先々で健康劇をした。皆さんご存知の水戸黄門や銭形平次で、特に脚本といったものはない。地元の役場の助役さんや課長さん、農協の参事さんなどに飛び入りで入っていただくと、大盛り上がりである。時代劇から現代劇まで、そこで食事や健診の大切さを伝えたのだった（写真２）。

職員は、そこではみんなが主役であった。そして、受診者というか地元の皆さんから歓迎されていることがひしひしと感じられた。職員はお互いに助け合って楽しく働いた。かつて農村医学研究会や新しい医療を創る会のボランティア活動のなかで学んだ、あの感覚で仕事をしていたといっていいかもしれない。受診者は急速に増加していった。収益も順調に伸びていった。

●地域に根を下ろす活動（運動）

病院が開院するとき、必ず挨拶に出てくる言葉がある。「地域医療に貢献します」と。しかし、近年の病院

では、昔のような往診はほとんどない。病院にいて、来る患者を診るのが精いっぱいである。しかも最近の診療科目は細分化し、専門化して、自分の専門以外は診ようとしない。いや、診れないのかもしれない。

病院に来る患者は日常の生活の場から離れ、非日常的状態の中で診察を受ける。そんな中で医師は専ら病気の診断と治療に努める。現今の病気は大部分がいわゆる生活習慣病である。従って、生活を診ないでは、つまり生活の場を診ないでは、地域医療は語れないと思うのだが。

健康管理センターは出前健診、集団健診から始まったし、地域に出向いての健診の重要性を感じていた。それが基本だと今でも考えている。健診に行った先で、地元の皆さんと話をすることが大事であった。

遠方に行くときは泊まりのことが多かった。すると、泊まっている旅館に農協の幹部の人、役場の課長さん、保健師さんなどがやって来て、酒飲みが始まる。佐久の若月先生が、「農村に行ったら酒を飲まんといかん、酒を飲むと人は本音で語ってくれる」と言われた。本当に農村を知りたければ、杯を酌み交わさねばならぬということらしい。語呂合わせで、佐久病院は酒病院だと言われていたらしい。私は本来体質的に下戸であって、人吉地方の球磨焼酎は全く口にできなかった。しかし、若月先生の教えとはいっても、こちらが先にベロンベロンになったのでは話にならない。それがどうにか少しは付き合えるぐらいになったのは、健診のおかげだと思っている。

我々のこの活動は次々に広がり、県下一円の全市町村で、足を踏み入れてないところはないようになった。後に述べるが、講演活動も拡大し、健康管理センターは多くの人たちに知っていただくようになった。

のちに一国の総理になられた細川護熙さんがまだ政治に出て間もなくの頃、参議院議員から熊本県知事に出ようとされて、日赤に挨拶に来られたことがあった。ちょうど県支部に私もいた時だった。支部の事務局長が何を思ったか、細川さんに、「県民は、あなたの名前を細川家の御曹司として知っているかもしれないが、顔はよく知らん。ここにいる小山先生は長年県下を回って健診や講演に行き、県民はほとんど知らない者はおらん。この人が出たら、あなたは選挙に負けますバイ」と、言った。選挙に出るのなら、県下をくまなく回りなさいと言いたかったのであろう。もちろん私は政治に出るつもりはみじんもなかったが、事務局長は健康管理センターのことをわかってくれていたんだと嬉しくなった。

●「人間ドックはブルドック」

センターを開設して間もなく、人間ドックを始めようという声が起こった。一度に多項目の詳細な健診をしたい、そのためにこそセンターを作りたいと考えたのではないか。しかし、私は、即座にゴーサインを出すのには抵抗があった。私の頭の中で、若月先生の「人間ドックはブルドックだ」という言葉が去来した。どうしても受診料が高い。何万円ものお金を払う健診は、ブルジョワ（金持ち）でなければ受けられない、といった意味である。

泥の付いた長靴を履いて、汗みどろで駆けつけてくれる農家の人、一般の庶民に受けてほしい。その気持ちは、農村医学から始まった私の信条でもあったし、赤十字の精神でもあるだろうと思ったからである。

そのころ私たちの中で、分かり易い標語を作って健診活動を普及しようとした。最高傑作は「車は車検、私は健診」であった。自動車販売店の社長さんに健康に熱心な方がいて、従業員とその家族に講演をしてくれと頼まれて行ったときの演題がこれだった。車屋さんだから、車検をしなければ車は動かせませんよ、同じく人も定期的に健診を受けましょう、というのであった（写真3）。

「車の普及は目まぐるしく、一家に一台はある。決して贅沢品ではない。しかし、この車も定期的な点検が法律で義務付けられている。二年に一回の車検に要する費用は五～六万円はかかる。古い車だとゆうに十万円はかかる。車検を受けてないと車には乗れない。人も同じ。定期的な健診を受けよう。車でさえ二年に十万円なら、一年に五万円ぐらい自分の体に投資してもいいのではないか。車と自分の体とどっちが大切でしょうか」

そのとき、私はそんな話をした。

考えてみると、戦争が終わって九年目の一九五四年、東京第一病院と聖路加国際病院で人間ドックが始まった時、ほとんど政財界の大物が利用し、当初は六日間で一万二千円だったと記録にある。公務員の初任給の三～四ヵ月分だというので、庶民にとっては手の届かない高価なもの、まさにブルドックだったわけである。

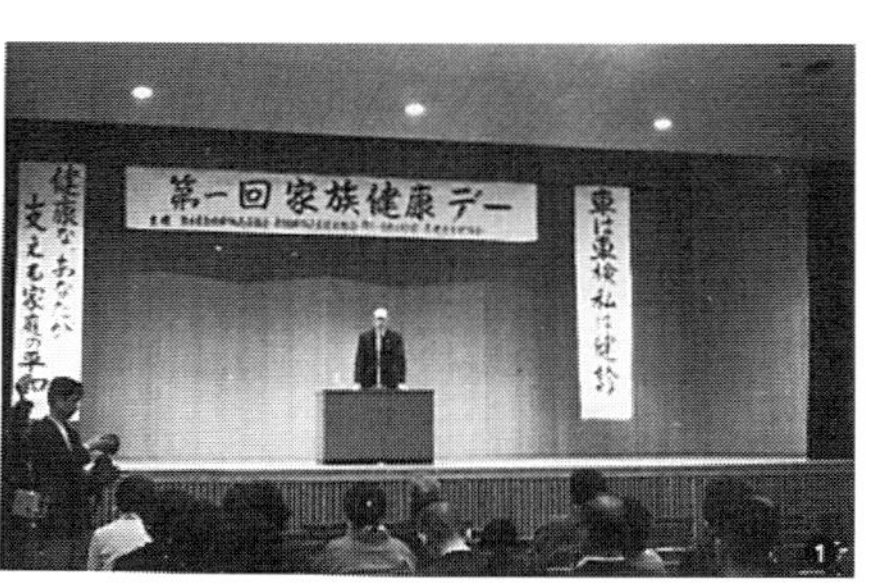

写真３
自動車販売店主催講演会
「車は車検、私は健診」

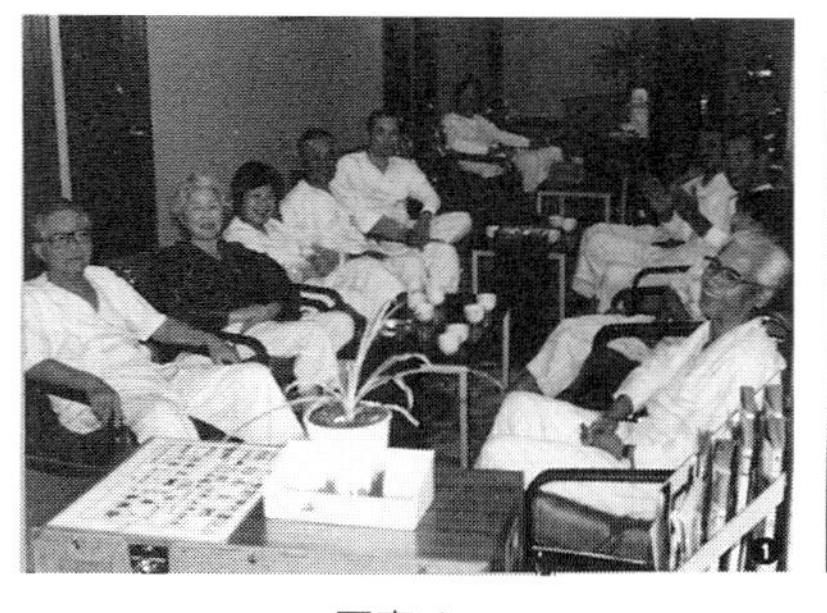

写真４
昼食後、くつろいでいる
人間ドック受診者の皆さん

しかし、その時すでに物価指数からみても庶民の手の届かない金額ではなくなった。さらに、検査機器の進歩と情報処理の迅速化で、六日間かかったものが二日ですむようになった。そのうちに一日で可能となった。費用も安くなった。嬉しいことに、健康保険組合から補助しましょうということが提案された。私はセンターの中で担当を決めて県下を走らせた。大都会と違い地方都市の熊本なので、一番多かったのが市町村役場の職員（市町村共済組合）、学校の先生方（公立、私立の学校共済組合）、中小企業の人たち（社会保険、今日の協会健保）だったが、市町村の国保も応じてきた。すると、泥の付いた長靴を履いて、汗みどろで農家の人や一般の人たちが次々に受けに来てくれるようになったのである。

私はホッとした。もうブルドックなんて言わせないぞ。まず、マスコミ関係者を招待して人間ドックを体験してもらった。地元の新聞にその体験記が掲載された。すると、一年間の予約がすぐに埋まった。

人間ドックも始めの頃は一日に二十人足らずだったので、受診者は栄養士が心を込めて作った昼食をセンターの食堂で一緒に食べることにした。私も参加した。食後に軽いミニ講話をした。食後のくつろぎもあってか、皆さんからも色々な話題が飛び出して楽しかった。今でもその時のことを懐かしんで、「健診よりもあの時の先生の話や、昼の時間が楽しかった」と言ってくれる人がいる。それがきっかけでうちに来て講話をしてくれとオファーがかかることもあった（写真4）。

同じ日にドックを受けた人は同級生だと言って、集合写真を撮ってその後も互いに交流を続けているというグループもあった。和気藹々の人間ドックだったと思う。「来年も来るね」と言って予約して帰る人も多かった。残念ながら、今日では昼食だけで一〇〇人を超えることもあり、皆さん忙しくなって検査がすみしだい順々に食事をすまして出ていく。講話の代わりに、ピアノの自動演奏が鳴り響いている。

人間ドックも健診も、ただ来ていただければいい、というのではいけない。その場を一日健康の日にして、自分や家族の、いやみんなの健康を考える時間にしたい。やはり、人々の心に訴える教育こそが健康活動の基本であろうと心に刻んだ。

４ 〝啐啄(そったく)同時〟 健康教育・健康活動事業

健診の必要性もさることながら、その前に、健康への意識づくりこそ大切だとかねてから考えていた。

諺をふたつ紹介しよう。〝啐啄同時〟という言葉がある。禅の言葉らしいが、鳥が卵から孵化する際、中の雛鳥が十分に育ちましたから外に出たいと啐(つつ)く、親鳥はその頃合いを見て、外から殻を啄(ついば)んで破いてやる、それが同時であってはじめて殻が破れて雛が産まれるという意味。もうひとつの諺は「馬を川に連れて行っても、水を飲むのは馬である」。人に対して機会を与えることはできるが、それを実行するかどうかは本人のやる気しだいだということ。

往々にして我々医療に携わる者は、良かれと思い知識と技術を押し付ける。それでも、臨床の場では結果良ければよしとされた。患者は医療者に対しては命を預けた身、ただ従うのみ。インフォームドコンセントが唱えられるようになっても、医療における主導権は医療者側にあるのに変わりはないのである。

しかし、予防医学においては、健診や人間ドックなどの受診者に健康情報を提供はしても、健康への行動変容を行うのは受診者本人である。主導権はまさに受診者側にある。それなら、我々は健診や人間ドックなどで結果を受診者に告げるだけで、後は本人次第、我々の関知することではないと突っぱねていいのだろうか。そうは思わない。「全ての人に健康を、健康に全力を」、随分前にＷＨＯ（世界保健機関）の標語だったと思うが、いつとはなしに我々の合言葉となり、センターの目指す理念となっていた。

●Health for All, All for Health

全ての人に健康を、健康に全力を

つまり、受診者を含めてすべての人々が健康になっていただくために、あらゆる努力を払おう。馬に例えて悪いが、あくまで水を飲むのは馬であっても、今の体の状態では水を飲まなければいけないこと、またこれから先の旅を考えると今飲んでおかないと次のオアシスに着くまで長い時間があることなどを、馬に納得するように伝えるのもわれわれである。

そこで、あらゆる知恵をひねり出していこうと、職員みんなに呼びかけた。自分の発想で思ったことを提案してみてほしい。そのために他のところを見てくるのも必要。年度の初めごろの比較的時間の余裕がある時を見計らって、ここぞと思う施設を選んで受診者となって受けて来いということにした。

「医師、保健師、栄養士、検査や放射線の技師、事務職も、広く全国を見渡して、それぞれの分野で全国一だと思うところに目星をつけていき、そのノウハウを盗んで来い。それを持ちかえれば、我々のセンターは全国一になるだろう」

些細なことでも、学ぶべきことはあるはず。職員は全国に散った。そして、帰ってきて報告した。

「素敵な病院でした。しかし、診察のとき医師が座っていた椅子は、背もたれがあって肘掛があり、権威に包まれた医師の姿勢に驚きました。それに比べて受診者の椅子は、丸椅子で貧相でした。あれは我々のセンターの理念と違うなと思いました」

報告書を見て、医師と受診者は同格で同じ目線でありたいと考えていたことが職員に理解されていたのだと考え、嬉しかった。外に出て初めて自分の職場を見直す。時に反省もするし、逆に自信になって帰ってきたものもいた。

それでは、我々が展開した健康事業についてご紹介することとする。アイデアは、私も出したが、多くは職員たちの発想であった。

写真１
熊日賞を受賞した広報機関紙。
Ａ４判12ページカラー。4500部発行。

一．広報活動

①広報紙「ハイ健康です」

「新しい医療を創る会」の時から広報活動を重視してきた。広報新聞「新しい医療を創る」は月一回の発行で七十五回まで続い

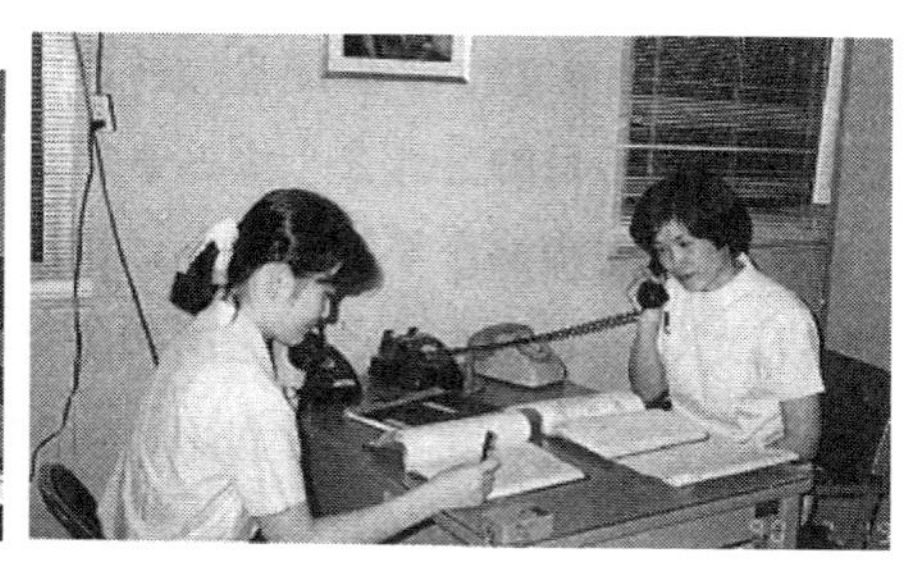

写真２
45 年間続いている電話での健康相談。

1.気分転換が上手
2.趣味・レジャーで気が晴れる
3.友達づきあいがよい
4.快食・快便・快眠できる
5.体重がほぼ一定している

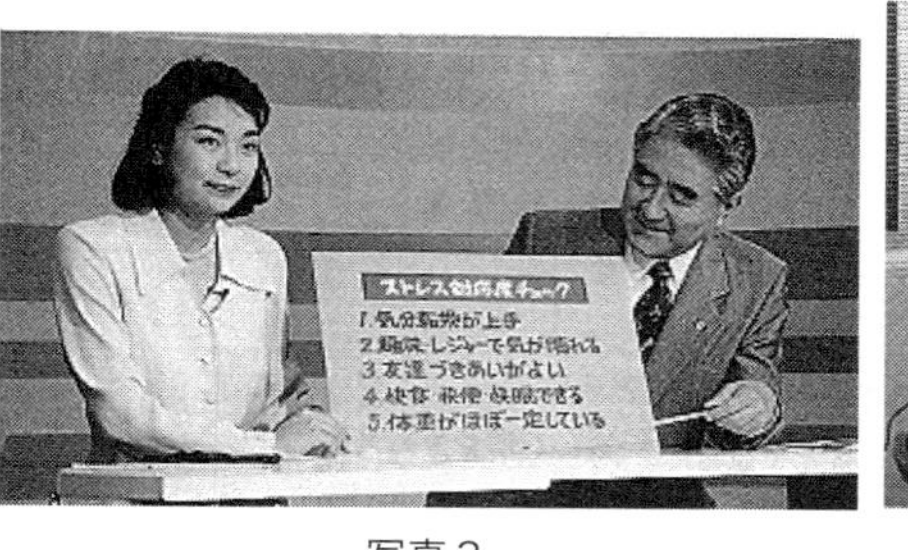

写真３
テレビ放送を通しての健康教育。

た。それを引き継ぐかたちで健康管理協会が機関紙「ハイ健康です」を発刊。さらに日赤健康管理センターになってもこのタイトルをそのままに引き継いで、年三～四回発行。最近号で一三七号となった。平成五年には、熊本日日新聞社主催の広報社内報コンクールで見事グランプリをとり、担当者はますます張り切ったものだった（写真1）。

②電話相談

これも「創る会」の時から途切れることなく続いている活動である。土日祝日は休むが、月曜から金曜まで、午後七時から八時三十分までの一時間半、医師・保健師・栄養士・薬剤師などにボランティアで務めてもらった。昭和四十七（一九七二）年四月から今日まで四十五年間続けている。今、私も月一～二回は務めている。内容は病気相談でなく、あくまで健康相談とした（写真2）。

③メディアを通じた健康教育

私や医師だけでなく、保健師・栄養士・運動指導士などが、NHKや民放各社の番組に出演することが多くなり、予防医学の大切さがお茶の間にも浸透し始めた。また、各メディアの担当者に

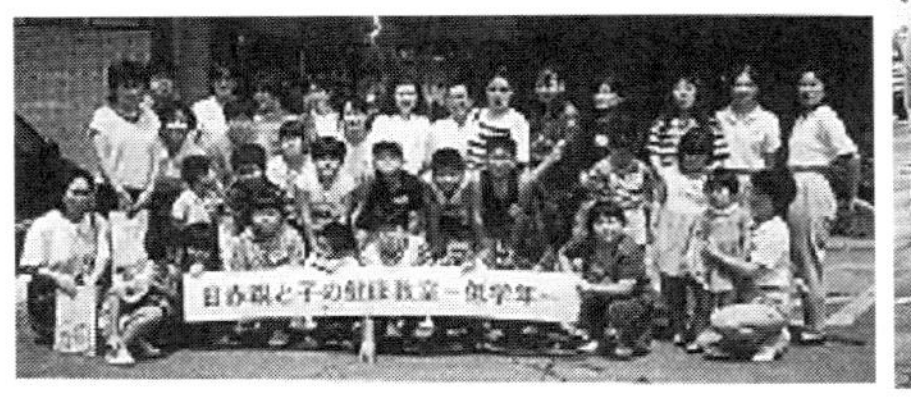

写真５
親と子の健康教室は
子供の肥満解消に大きな成果を収めた。

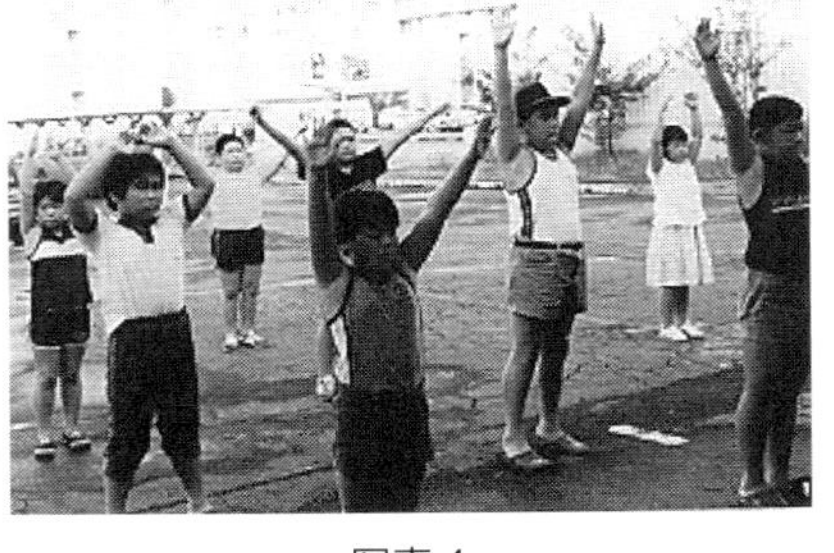

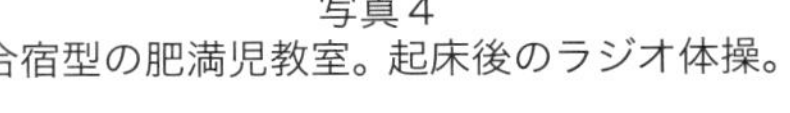

写真４
合宿型の肥満児教室。起床後のラジオ体操。

人間ドックを体験してもらい、健診の大切さを報道してもらった（写真３）。

二．健康教室

①肥満児教室

成人病（生活習慣病）の増加が著しくなってきた昭和五十五年、その予防には子供のころからの健康教育が不可欠と考え、小学生を対象に夏休みを利用して合宿型の肥満教室を開催。嫌いだった運動（鉄棒や水泳など）もできるようになり、体型の改善だけでなく、何事も積極的になり、性格面でも変化が起こり、親たちも喜んだが、スタッフの職員たちが大変感動していた（写真４）。

②成人のための肥満教室（後にウエイトコントロール教室と改名）

熊本日日新聞社と共催で実施した。体力測定や運動・食事指導などを通して、健康的ダイエットを推奨。この模様は全国ネットでテレビ放映され、大いに反響を呼んだ。健診だけでなく、幅広い健康事業が評価され、その年（昭和五十六年）「予防医学事業中央会賞」を受賞し、職員の励みになった。

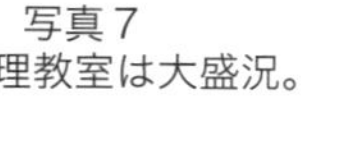

写真7
男の料理教室は大盛況。

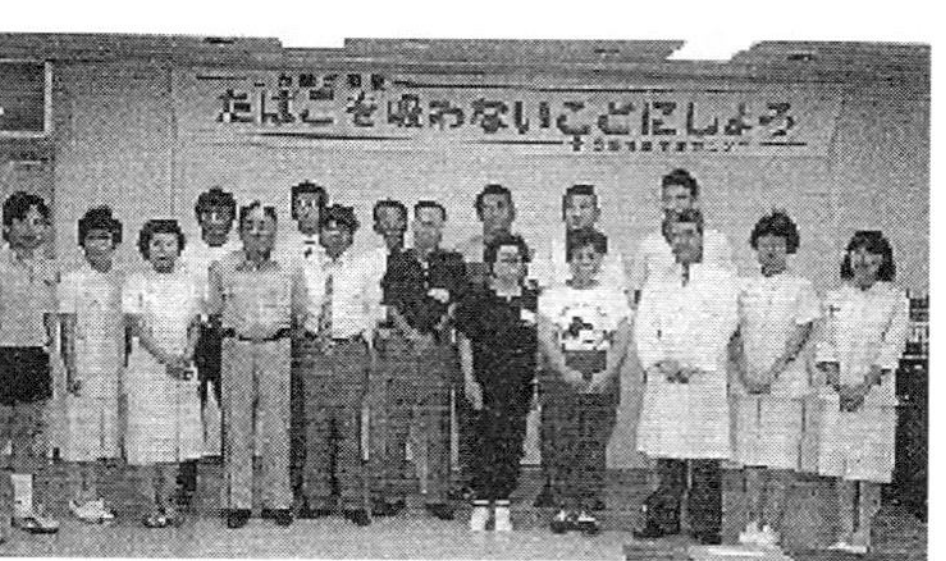

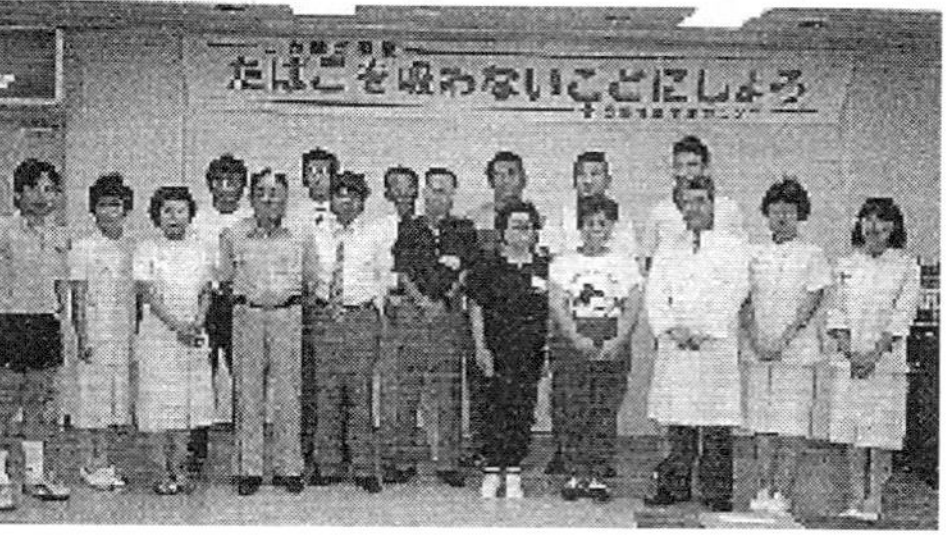

写真6
禁煙教室の受講後には
アフターフォローが実施される。

③親と子の健康教室

肥満児教室は毎年夏休みに行なってきたが、「この親にしてこの子あり」というように、子供の健康を考えるには親も同伴で行うが効果的と考え、「親と子の健康教室」として開催。成果を収めた（写真5）。

④禁煙教室

第一回は昭和六十三年。タバコをやめたいがやめられない人に、五日間の禁煙教室を実施、その後三ヵ月間のフォローを行なった。毎年行い、受講者はOB会に入会し、後輩の禁煙支援のお手伝いをした。最初の時、当時はかなり珍しかったのか、地元の新聞に載ったので、早速たばこ産業の幹部の方がやって来て中止を申し入れてきた。私はお会いして、「タバコをやめたいという人のお手伝いをしているのです」と言ってお引き取り願った。まだ喫煙者の主張が強かった時代のことであった（写真6）。

⑤日赤クッキング講座

センター開設当初から、重要な健康教育のひとつとして料理教室を開催してきた。そのために、小さい施設の時でも調理実

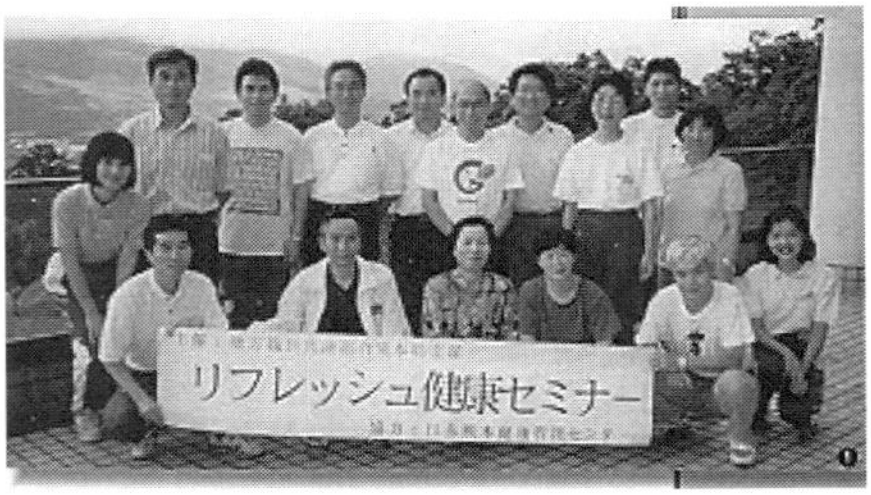

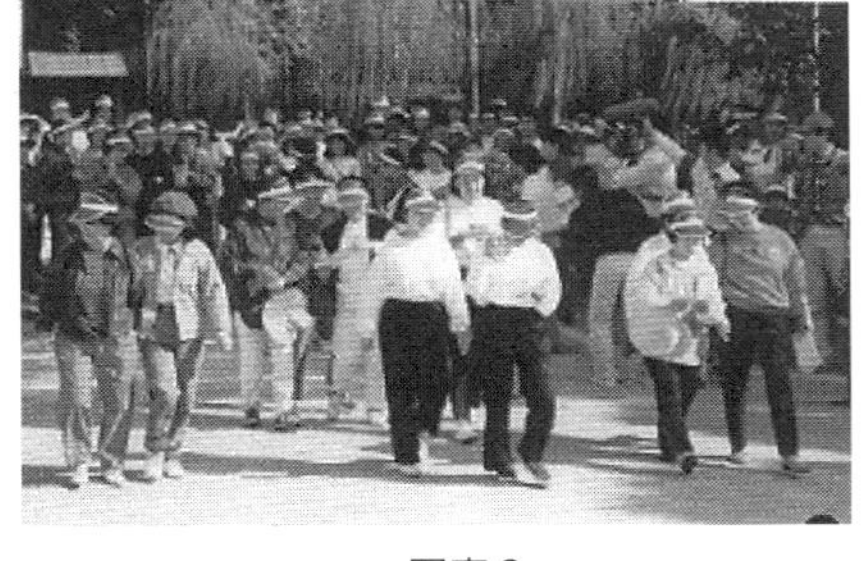

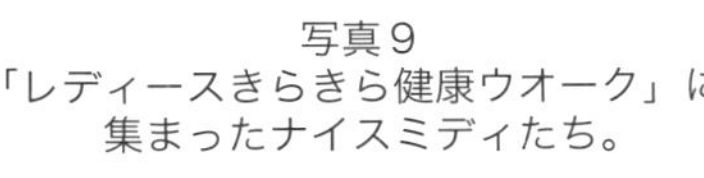

写真９
「レディースきらきら健康ウオーク」に
集まったナイスミディたち。

写真８
滞在型の健康セミナー。
場所やテーマを変えて毎年開催。

習室を作った。昭和六十年から実施していて、生活習慣病のそれぞれに合わせてコースがあり、人気を呼んだ。中でもスペシャルコースとして、男の料理教室は評判をとって賑わった（写真７）。

⑥リフレッシュ健康セミナー

企業の健康保険組合、地方職員や市町村の共済組合などを対象に、保健補助事業として滞在型の健康教室を実施した。教室の目的は、栄養・休養・運動をテーマにして実施するとともに、自然環境や当地の史跡、風土・文化などに接し、楽しく健康づくりに取り組もうというものであった（写真８）。

⑦ナイスミディのためのきらきらスクール

女性の役割が重要視される中で、女性の健康を多面的にとらえ、女性特有の健康問題について講話と実技を交えて企画したもの。平成五年、女性健康推進月間を定め、いろいろなイベントを実施。翌六年からタイトルのようなきらきらスクールとして毎年行うことにした（写真９）。

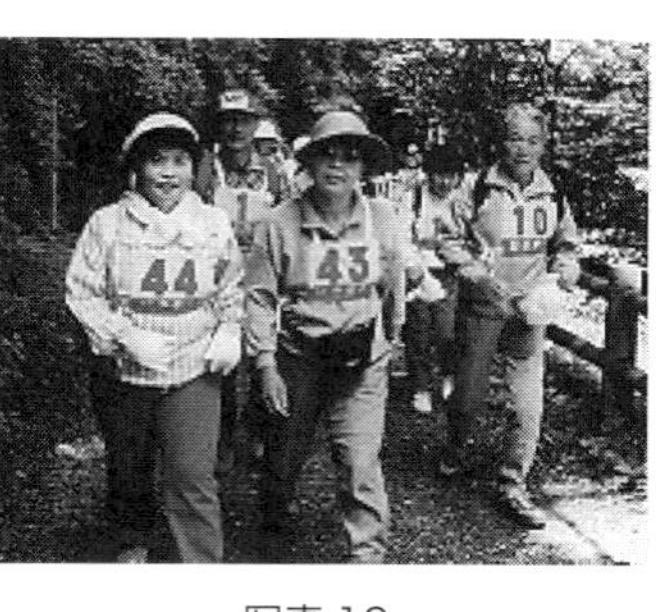

写真 10
森林浴を兼ねた「日赤歩こう会」。

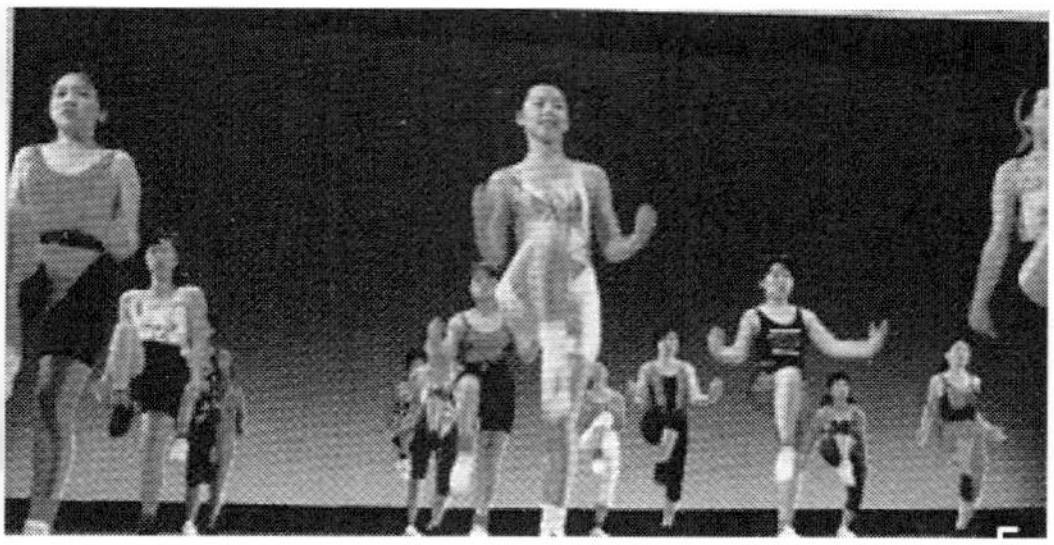

写真 11
年一回のスポーツ教室の発表会。
エアロビックダンスの皆さん。

三．楽しみながら健康増進

誌面の都合もあるので項目のみを上げる

①歩こう会～森林浴

②走ろう会

③リズム体操やエアロビックス

④太極拳

⑤社交ダンス

⑥その他のスポーツ教室（テニス、卓球、バドミントンなど）

⑦腰痛・肩こり教室……（写真10、11）

そのために、施設内には体育館、トレーニングジム、テニスコート、プールなどを設置し、ヘルスケアクラブを作り、運動指導士が一人ひとりに合ったプログラムを作成し指導した。

これらの取り組みは、健診施設では全国でもあまり例がないことと思われて、各方面から注目を集めた。肝心の講演や公開の公演などは次に譲る。

❺ 結果を出す！

昭和五十三年に赤十字の下で予防医学を始めてから五年がたち、日頃の感謝を込めて受診者や地域の人たち、広く県民に呼びかけ、敷地内にある自前の体育館を中心に、創立五周年記念「日赤健康まつり」を開催。約六〇〇〇人のお客さんが来場。職員も大いに盛り上がってお祭り気分に浸った（写真1）。

その二年後の昭和六十年、受診者用の宿泊室や大浴場、食堂などを含めた別館を完成させた。ホテル並みの気分で、休養を兼ねて二日ドックを受けてもらおうということだった（写真2）。

前にも述べたように、職員は次々にアイデアを出し、イベントを企画し、発表した。つまり、患者さんが病気になって来るのを待つ医療でなく、こちらから皆さんの暮らしの中に入り、共に健康を喜び合おうという攻める医療、その予防医学に全職員は燃えていた。

そして、昭和六十三年、創立十周年記念の「健康まつり」は、五周年に劣らず盛大に開催。熊本県立劇場を借り切っての大盛況だった（写真3）。

様々な学会の全国学術大会も引き受けた。平成二年には第三十四回予防医学事業推進全国大会、平成八年には第三十七回日本人間ドック学会、平成十三年には日本総合健診学会第二十九回大会、他にも日本健康医学会、日本健康・栄養システム学会、九州予防医学研究会、痴呆予防研究会（後に認知症予防研究会）などなど。

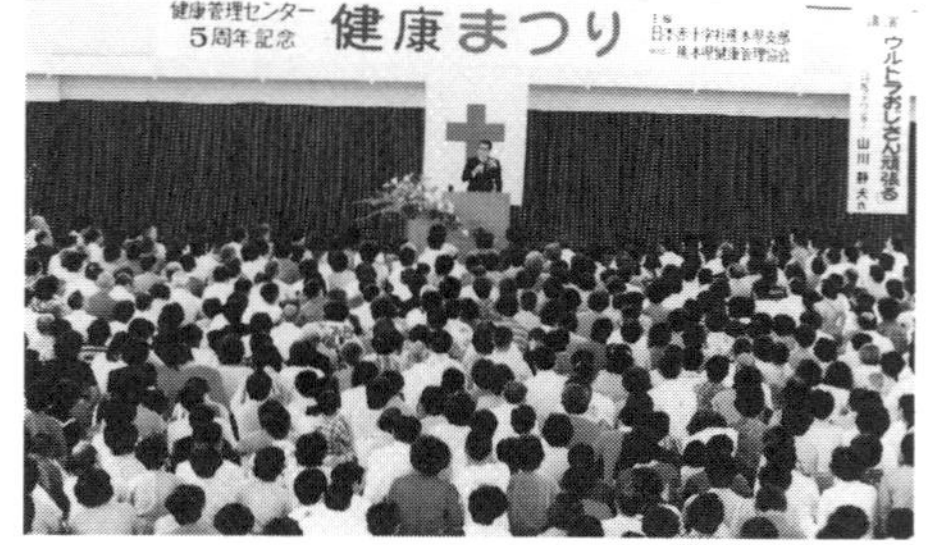

写真1
創立五周年記念「日赤健康まつり」に集まった超満員の人々

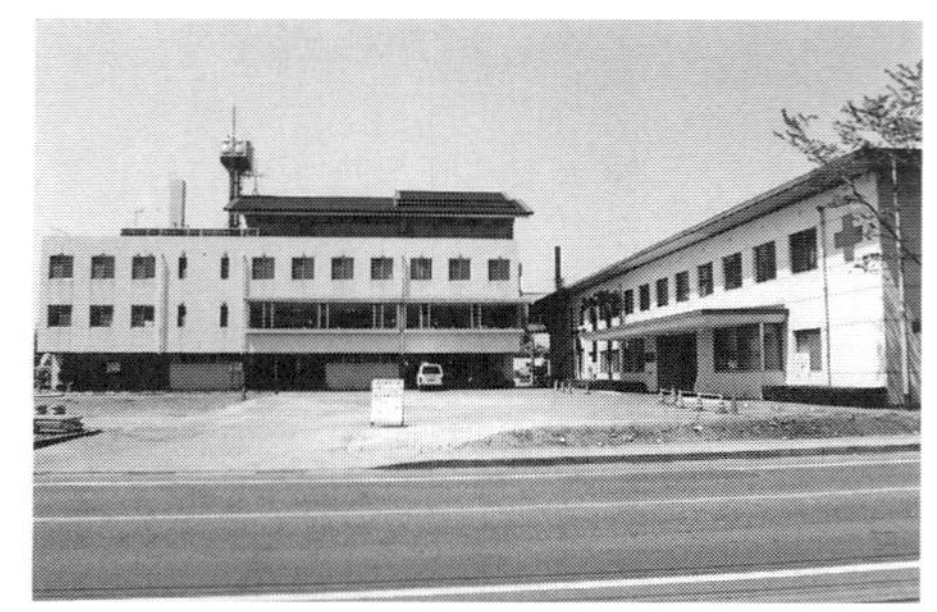

写真2
快適な宿泊ドックを目指した別館

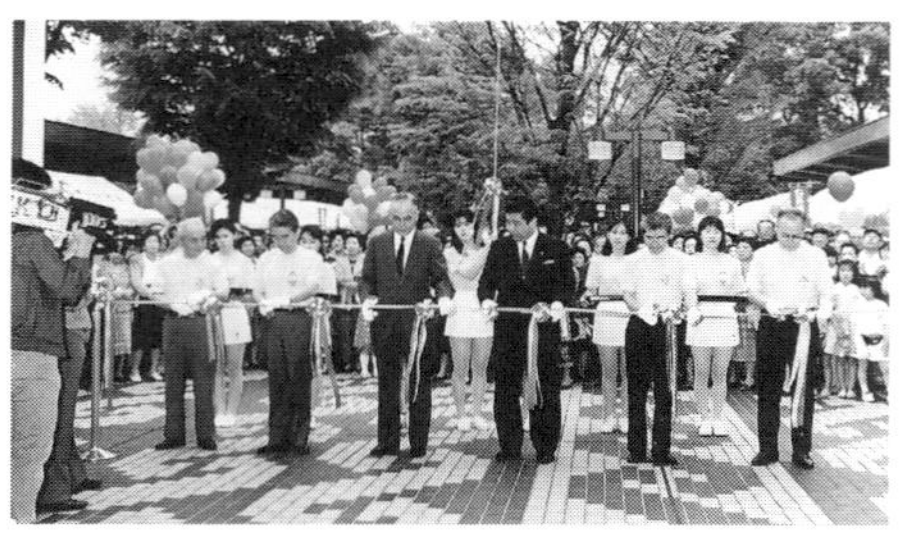

写真3
来賓の方々とテープカット。十周年記念式典開催。背後に入場を待つ沢山のお客さん。県立劇場にて

●歯科の導入で思わぬ問題が

この間、健診項目も次々に増え、受診者も年々増加し、経営も順調に推移した。人間ドック健診に歯科を入れたのも全国で初めてかもしれない。きっかけは、歯科医師がドックを受診した時のこと。私が最後の結果説明を終えると、その歯科医師が、人間ドックには歯科検診はないのですかと質問され、私は何も疑うことなく、学会で決めたコースに歯科はありませんと答えた。その後ひとりになって考えてみると、人間ドックは全身をトータルでみることをうたい文句にしているではないか、だとしたら歯も診るのは当然、歯もからだの一部ではないか。口腔粘膜や舌、のどを見るのは内科診察の常識。なのに歯には全く関心がなかった。こんな単純なことがどうしてわからなかったのだろうか。我が国の医学教育制度で医科と歯科は別になっていて、医学部では歯科の勉強はほとんどしない。近年のように専門分化が著しい傾向の中ではさらにはっきりしている。私はただちに歯科をドック健診項目に入れた。歯科医師を雇いあげて診察にあたらせた。

ところが、ここで思わぬ問題が起き、政治問題にまで発展するのである。

人は痛いとか苦しいとか、やむにやまれぬ思いになって初めて医師のもとを訪ねる。だから手遅れになってしまう。そこで健診を受けてもらうのである。ところが、歯科の場合はそれがもっと顕著で、虫歯（齲歯）であれ歯槽膿漏であれ、痛みが強くなって噛むことができなくなって初めて歯科医院を訪ねる。最近は学校保健で歯磨きの指導はするようになっているが、中高年の人たちは放置族が多い。歯科を取り入れて分かったのだが、歯科医師がきちんと見ると全く異常なしという人は極めて少ない。十人に一人いるだろうか。従って、わがセンターのドック健診の成績は総体でみて異常者の割合が増加した。

人間ドック学会は毎年全国の健診機関の成績を集計して報告する。マスコミは興味をもって毎年の成績を大々的に報道するのである。その時、熊本県は全国ワースト一と報道された。新聞の三面に大きく載ったので、誰の目にも留まった。ついに県議会で問題とされた。私は呼び出された。県内でドックをしている施設は他には少なかったので、熊本県のデータはつまり私どものデータだったわけである。

私は弁解した。その理由はわかっているので、自信をもって申し上げた。

「来年を見ていてください。必ずいい成績にしてご覧に入れます」

しかし、転んでもただでは起きぬぞとの思いから、ちょうどいい機会だと考え、県政を動かす皆さんに、県民の健康意識の向上と予防医学の重要性について講義をした。ドックの受診も薦めた。それ以後、議員さんたちや県の幹部職員の受診が増えた。健康づくり議員連盟も作る動きが見えた。

その翌年、センターのドックの成績から歯科検診の項目を外して学会本部に報告することにした。全国成績が向上したのは言うまでもない。

それにしても、歯科保健の重要性を思い知らされた。歯科大から予防歯科の専門家を常勤で採用し、何でもかんでも歯科医に紹介するのではなく、歯科衛生士を複数雇用し、徹底的にブラッシングを指導し、予防歯科の考えを伝えることにした。

ところが、歯科のデータが出て全身のドック成績との関連を見ることができて、いわゆる生活習慣病と歯科所見が大いに関連していることが分かった。ただちに学会で報告し、歯科の導入を訴えた。

●「健診って役に立っているんですか？」

ちょうどそのころのことである。名だたる全国紙の新聞社から電話があった。医療問題を長く取材してきた記者だと名乗るこの人物、「このたび健診をテーマに書く予定です」という。ところが、

「健診って本当に役に立っているのですか？」

受話器からの声を疑った。三十年一途に健診をしてきた者に、それは失礼な質問ではないのか。怒る心を抑えながら話を聞いた。

「健診がこれほど普及してきた今、その結果で何が得られたのですか」

私は、ただちにがんの早期発見の成績を話しかけた。すると、すぐに私の言葉を遮って、

「それはお医者さんたちの関心事です。がんの発見率が何パーセント、そのうち早期がんが何パーセントという、それは統計資料を見ればわかります。私が聞きたいのは、健診を受けた人々が、あるいはその地域が、どれだけ健康になったかです。健診の目的は人々が健康になり、幸せになることでしょう」

図１　検診受診履歴（人間ドック＋基本健康診査）と
国保医療費（１人当り・年間）

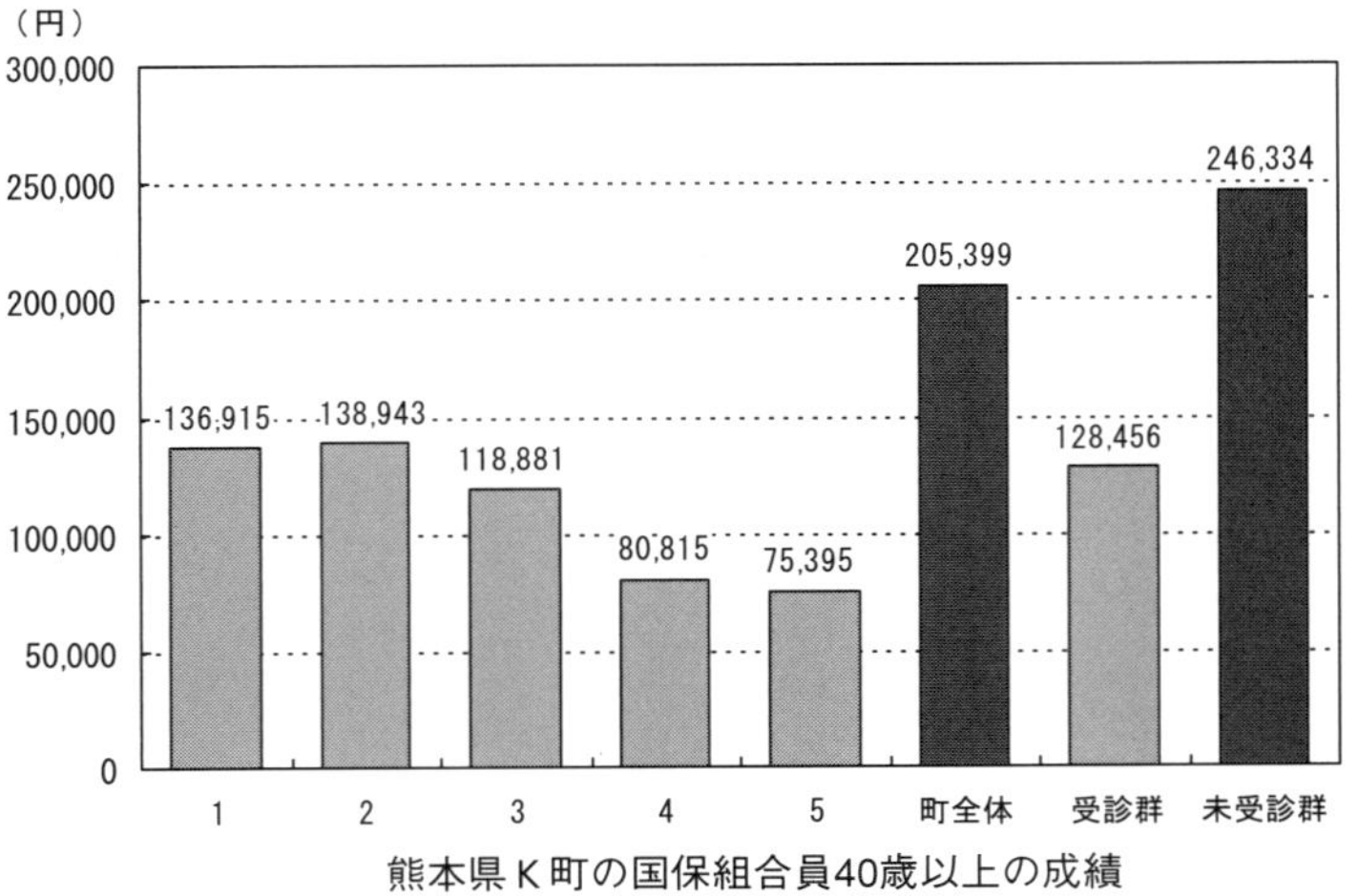

図２　基本健康診査受診履歴と国保医療費（年齢階級別）

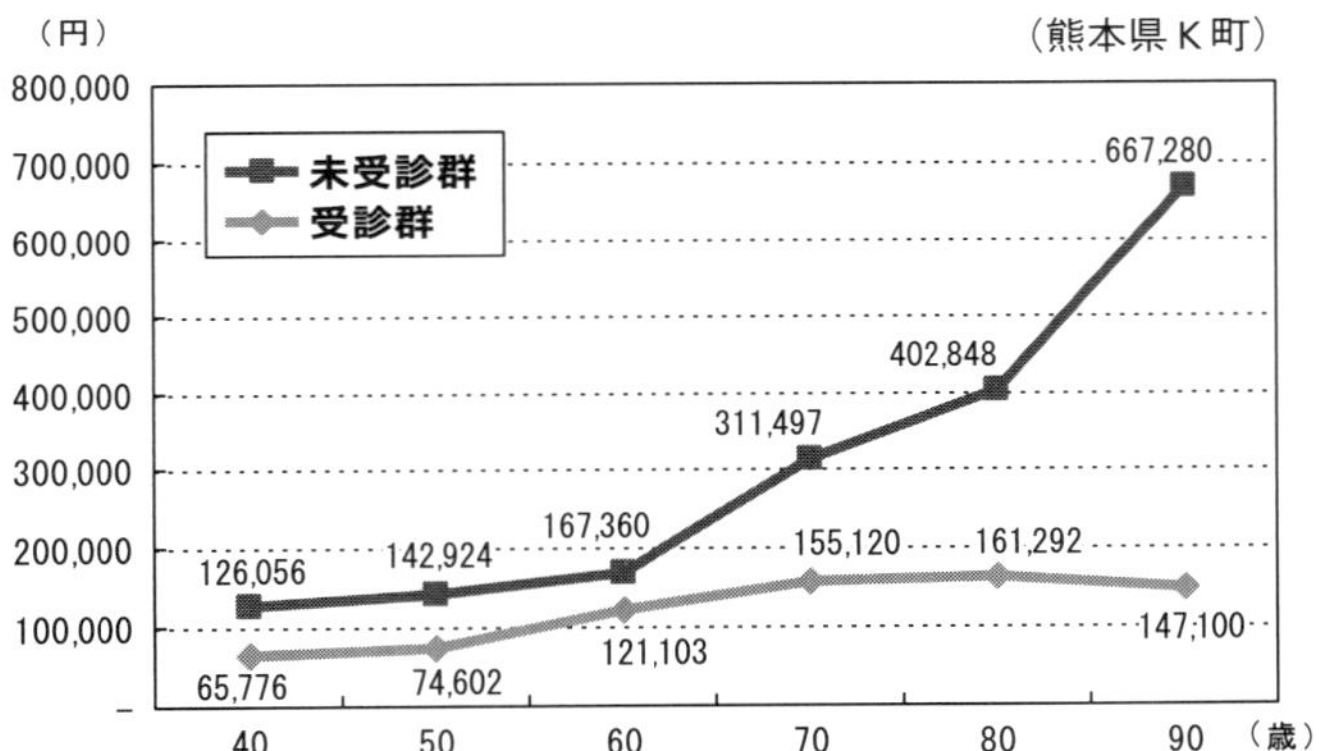

言われてみればその通り、記者に言わせれば、東京の有名な健診機関のいくつかに取材を申し込んで聞いたが、思うような回答が得られない。熊本の小山に聞けと言われたので、電話しているのだという。

「分かった。話をするから熊本に出ていらっしゃい」

彼は飛んできた。話した。

熊本市の近郊にあるK町は、以前から私どもが健康管理のお手伝いをして、町長も理解してくれたし、熱心な保健師たちがいてデータの作成に協力的であった。K町の実績報告書を見せた。

触りだけを紹介しよう。この町で検診を受けた人と受けなかった人の五年間の医療費の推移を見た（図1）。グラフで見るように、五年間で受診回数を重ねるほどに医療費が抑制されている。五年目には受診群の平均は非受診群のそれと比較してほぼ半額になっている。さらに、これを年齢別に見たのが図2であるが、年齢が高くなるほど医療費抑制効果が顕著となる。そもそも高齢になるにつれ医療費は高くなるのだが、その上昇カーブが緩やかなのである。そこで、医療機関受診者の一人当たりの医療費で検討すると、健診非受診群では年間六一万六〇八六円であるのに対して、一回でも健診を受けた者は三五万八〇七二円と大幅に医療費が少ない。その中で、特に入院医療費は三六万六七〇九円と一二万〇六一七円、約三分の一の費用額であった。健診受診群では、一人当たりの年間医療費が安く、特に高額な入院医療費の抑制に効果を認めたのである。

記者さんは目を丸くした。

「全国的に見てこんなデータは見たことがない。なぜ熊本でこれができたんですか」

「ちょっと待って。このデータを読み解くには二つの事実をはっきりさせねばならない」

私は少しもったいつけて話をした。

●厚生科学研究がやがて国を動かす！

第一に、健診受診者と非受診者のすべて（K町国保加入者　四十歳以上　四二五九名）の医療行動を把握せねばならない。しかも、それぞれ個人レベルで健診受診行動と医療受療行動を突合させねばならない。当時は決して許されないことであった。

実はこの研究は、日本農村医学会が厚生科学研究費補助金を得て、健康科学総合研究事業として行なったもので、タイトルが「農村における健康増進活動の費用・効果分析に関する研究」。主任研究者は佐久病院の名誉院長松島松翠先生、分担研究者は旭川厚生病院の杉村厳、島根医大教授の山根洋右、川崎医療福祉大学教授の宮原伸二の各先生と熊本から小山が参加した（写真4）。

一九九九年のこの研究報告書に、総括として松島主任研究者がこう述べている。

「今回の研究方法は個人のレセプトを分析することが主な予定だったが、県によってはプライバシー保護を理由に、その閲覧ないしコピーも許可が取れず、テーマの変更を余儀なくされたところがあった」と。

しかし、熊本はK町の町長（国保組合長）のご理解と県国保団体連合会、地元の保健所長の協力を得て、国保加入者の全レセプトを開示してもらい、研究はうまくいった。大きい声では言えないが、その当時の常識では超法規的行為だったのではないかと考えられる。しかし、これをしなければこのデータは日の目を見なかったのである。

第二の問題は、このグラフを見ただけでは健診を受けさえしたら医療費は抑制されるように思えるが、そうではない。もしそうであれば、健診機関が多く、盛んに健診が行われている大都会で医療費が下がってもいいであろう。つまり、そこにもうひとつの問題がある。人は健診を受けさえすれば健康になるのであろうか。まさに新聞記者さんの指摘されるところである。

厚生科学研究費補助金（健康科学総合研究事業）
分担研究報告書

農村における健康増進活動の費用・効果分析に関する研究

－ 第2報　個人別に見た健康診査の費用・効果の分析 －

分担研究者　小山　和作　（日本赤十字社熊本健康管理センター）
研究協力者　川島　英敏　東　敬之　島田　雅美　成松　隆一
塩山　更正　小柳　敦子　三原　修一　（同上）
水俣　雅晴　星田　道子　（熊本県国民健康保険団体連合会）
重本　弘文　（熊本県御船保健所）
二塚　信　（熊本大学医学部公衆衛生学教室）

研究要旨

国民医療費はここ数年伸び続け、このままでは医療保険制度の破綻さえ危惧されている。本研究は、第1年度の研究をもとに市町村で健康増進活動のひとつとして行われている健康診査等が個人の医療費に対してどのような効果を及ぼしているかについて検討する事を主眼とした。対象は、熊本県K町が実施している老人保健法による健康診査のうち基本健康診査と国保事業で行われた人間ドックとし、K町国保加入者を健診受診群と健診未受診群に分け各群での医療費の違いについて検討した。

①健診受診履歴と国保医療費の検討

K町が実施した健診の個人受診履歴と年間の国保医療費について調査し、医療費抑制効果とその要因について検討した。健診の受診履歴は平成5年度から平成9年度までの5年間を対象とし、対する医療費は平成10年度の1年間に要した国保医療費を対象とした。また、健診に要した費用と国保医療費から健診の費用効果を求めた。

②健康診査受診履歴と診療行為との検討

健診受診は医療費抑制に効果があることから、レセプトをもとに健診受診群と健診未受診群のレセプト内容の違いについて分析し、医療費抑制の要因について検討した。対象とした医療費は平成10年5月分の国保医療費とした。

K町で40歳以上の国保加入者一人あたりに要した年間医療費は205,399円であった。うち、健診受診群の年間医療費は一人あたり125,317円であったのに対して、健診未受診群の年間医療費は一人あたり239,349円であった。また、健診受診群では投薬・注射・処置にかかる費用が少なく、国保医療費の入院外で月額一人あたり6,454円、入院で95,024円の医療費の差を認めた。

本研究から、健診受診群では一人あたりの年間医療費が安く、特に高額な入院医療費の抑制に効果を認めた。疾病の発症予防を目的として行われている健診は、増加し続けている医療費の抑制や国民の健康増進のためにも、今後も広く整備が必要である

写真４
厚生科学研究　分担研究報告書

このK町は保健師さんたちが熱心な町で、健診は私どもが実施するが、そのあと私どもの保健師や栄養士と組

んで町の保健師さんが一軒一軒を回って保健指導にいく。「住民の人も昼間は仕事をしているので、五時からが本番です」という。これがこの成績を支えていたのである。

新聞記者さんは黙って聞いていたが大いに興味を持ったらしく、現地のK町に行きたいという。早速車を飛ばしてK町の保健センターを訪ね、保健師さんたちに集まってもらい町の実態を直接取材してもらった。町長にも会ってもらった。しかし、これだけの成果があったというのに、K町全体としては医療費抑制の効果が見えない。実は健診受診率が低いのである。三割弱だった。それでは、全体では薄められ成果が表に出ない。

それで、私はそこからさらに車を飛ばし宮崎県境のS村にまで足を延ばした。ここは研究の対象にはしてなかったが、前々から熱心な保健師さんがいて大きな成果を上げていた。実は無医村で、村人はこの保健師に絶大の尊敬と信頼を寄せていた。従って健診受診率は九割以上に及び、健診後のフォローも徹底していた。村の国保の予算は医療給付金の支出が減り、福祉事業に転用したり、国保の保険料を下げることに成功した。

村の保健師さんは村長さんより偉いのである。村長さんは四年に一回選挙で変わる。当選しても半分の人は反対派であるが、保健師さんには与党も野党もない。保健師さんの言うことはみんながよく聞く。

件の記者さんは驚きの表情で、「都会では考えられません」「別枠で記事を書きたい」と、感動して帰っていった。

さて、この話はその後、国の保健行政に大きな波紋を投げることになるのである。

❻ 新しい予防医学の風

学会の研究報告書が一新聞記者の興味の対象になって、改めて予防医学にとって結果を出すことの重要性を気づかされた。しかも、それは我々医療人の関心とは異なる視点からのもの、いわゆるパブリック・ヘルスの視点であった。

考えてみれば、人間ドックのような任意型の健診は別にして、ほとんどが対策型といわれる健診で、妊婦健診から、新生児健診、乳児健診、三歳児健診、学童検診（検尿・心電図検査）、職域健診（入社時・定期健診・特殊健診等）、地域健診（生活習慣病健診・結核検診等）など、一生を通して様々な健診が法律で決められており、それに従って健診を受けているのである。予防医学の名においてなされる健診は、最初からパブリックヘルスなのである。もちろん、健診だけが予防医学でないことは、言うまでもないことだが。

●危機迫る日本の保健・医療、そして健診

前に述べた通り、健診の意義はその結果次第である。ところが、対策型の健診は国の都合（社会の都合）に従って設定される。しかしそれは、個人の希望と必ずしも合致するとは限らない。例えば少し前の頃、結核検診は国の大方針で、国を挙げて実施され、受診率を競い合った。おかげで結核検診は地域や企業団体も受診率が一〇〇パーセント近くになった。

しかし、個人は結核よりがんが怖い。今日がんは死亡率のトップ。なのに受診率は五〇パーセントどころか、所によっては二〇パーセントにも満たない。国の力の入れようが違う。実は、結核予防法ができたときは、確かに結核は国民病として広く蔓延し、多くの人々が亡くなった。つまり、結核は伝染病ゆえに、国は社会防衛上取り組まざるを得なかった。それに比べて、がんは伝染病ではないし、人々はがんに対して怖いと思っているのだから、国が呼びかけなくてもおのずとがん検診を受けるであろうとみていた。

実はその裏を言えば、がんは費用対効果が悪い。がんの種類にもよるが、下手に中途半端にがんが発見されて、長い期間の高額な治療費を費やすことになれば、保険財政面から見ると困惑することになる。我々の調査でも、最も費用対効果が上がったものは大腸がん検診だった。一般健診の時についでに便を提出してもらう。実施側の費用はほとんどかからない。

そこで、我が国のがん検診で推奨される検診は、発見率や発見したがんの治癒率なども考慮して、胃がん、子宮がん、乳がん、大腸がん、それに諸外国では否定されているが、わが国ではどうにか境界線にある肺がんである。

前に述べたように、日本人は誕生以来、いや誕生以前から一生涯にかけて様々な健診を受けている。ところが、その結果の検証がなされていない。もちろん個々のケースではがんの早期発見で命を拾った人も少なくないが、総体的に見て健康度が目覚ましく向上したということはいえそうにない。がんの死亡率も罹患率も減るどころか、なお増加している。糖尿病を含め生活習慣病に関しても同じである。問題はそこにある。健診無用論が入り込む隙を作っている。

健診王国と言われるわが国で、何のために健診はあるのか。人々は健診に何を求めているのか。国は健診に何を期待するのか。人々の求めに国がすべて応じていたらパンクするであろう。それで、人間ドックのような任意型の健診が普及してきた。ＣＴだＭＲＩだ、さらにＰＥＴだと、高額な健診が要求されるようになると、補助しようとする健保や企業もたまったものではない。それどころか検査を詳しくすればするほど何らかの異常が見つかり、さらなる精密検査や治療に進めば、国の保険財政は崩壊しかねない。

さて今、国の最大関心事は、膨れ上がった社会保障費、中でも大きな割合を占める医療費である。しかも高齢化がますます進み、いわゆる二〇二五年問題と言われるこの年（戦争が終わって大量の若者が日本に帰国し結婚し生まれた子供の世代、俗にいう団塊の世代がすべて七十五歳以上の後期高齢者になる年）は、危機的な状態になることが予想される。今でも四十兆円を超す医療費は、恐らく六十兆円を超えるであろうと危惧されている。介護費も同様である。今のままでは病院も介護施設もパンクするであろう。その前に世界に冠たる健康保険制度が崩壊するのではないかと識者の多くは心配している。まさに国としては焦眉の問題である。

どのようにして医療費を抑制するかである。この難問を解きほぐす起死回生の手立てはあるのだろうか。医学・医療の専門家は常により良い診断と治療を考えるのだから、医療技術・医薬品の開発は日進月歩の発展をし、末期のがん患者も人工透析の患者も、高度の治療のおかげで生きながらえることができている。大変いいことである。しかし、本人も、家族も、国・社会も、幸せであるかどうかは別の次元である。

●「三方一両損」か「三方万両得」か

ここまでくると、単純に考えて出てくる答えは、要は国民が元気で長生きすることしかない。はっきり言って、人は誰でもいつかはこの世を去らねばならないのだが、その時まで元気で生きようということである。つまり、健康寿命を延ばそうというのである。平均的にみて、国民の平均寿命と健康寿命の間にはおおよそ男性で九歳、女性で十二歳もある。高齢者になって要医療・要介護の人がいかに多いかと、驚くばかりである。

二〇〇六年のある日、当時の熊本県知事だった潮谷義子知事（写真1）からの電話を受けた。何事かと思って電話をとると、「厚労省の辻審議官から電話があると思うので受けてください」ということだった。

やがて厚労省からの電話で、「東京に出てくることはありませんか」とのこと。遠慮がちの電話なので、「ついででなくとも伺います」と言って上京した。恐らくこのことだろうとの見当がついていたので、資料を用意して伺った。案の定、案内された審議官室の横の小会議室に数名の担当官が呼ばれて、話が始まった。

辻哲夫審議官（その後、厚労省事務次官。退官後、東京大学教授。写真2）は、「先生を呼び出したのはほかでもない。潮谷知事から先生が熊本県でやってきた実績を聞きましたので、それを伺おうと思ってのことです」と切り出された。潮谷知事は前の福島知事が急逝されたことから副知事から知事になられた方であるが、福祉畑の出身で、厚生・福祉に造詣が深く厚労省と近かったのである。

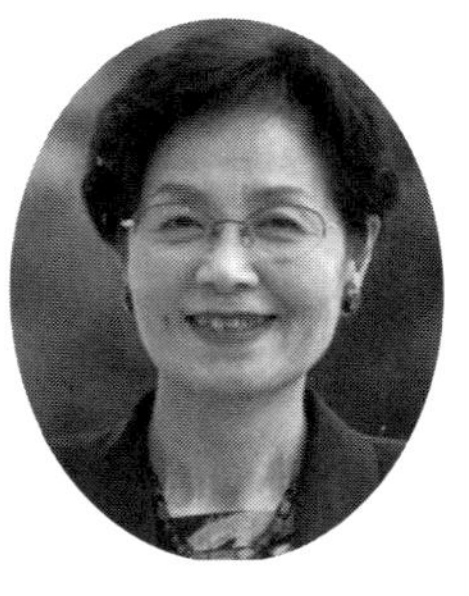

写真１
当時の
潮谷義子熊本県知事

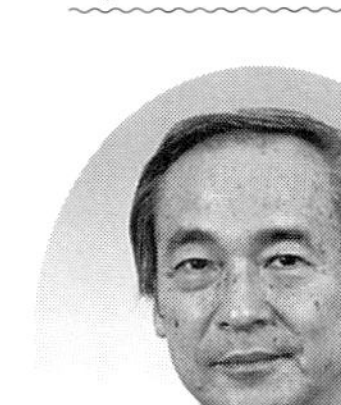

写真２
辻哲夫厚労省審議官。
後に事務次官、東大教授。

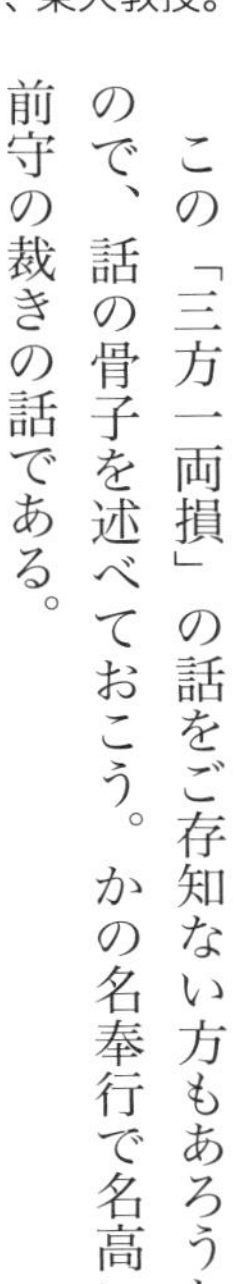

時は小泉首相の施政下、医療構造改革が打ち出されていた。小泉式の独特の論法で「三方一両損」という有名な講談話を引き合いに、我が国の保険制度を守るためには、患者も、医者も、保険者も、それぞれ負担し痛みを分かち合おうというのであった。

この「三方一両損」の話をご存知ない方もあろうかと思うので、話の骨子を述べておこう。かの名奉行で名高い大岡越前守の裁きの話である。

三両の金を拾った左官が、落とし主の大工に届けた。大工は、「落とした金はもう俺のものではない」と受け取らない。左官も強情で、「金が欲しくて届けたのではない」と口論になる。たまりかねた長屋の大家さんが奉行所に届ける。白洲で両人の言い分を聞いた大岡越前守は、「両人とも江戸っ子らしい。なかなか潔癖なところがあって感心。では、越前が一両出して四両、それを二両ずつ褒美としてつかわす。二人はそれぞれ三両懐に入るはずが二両になった。だから一両損。越前も一両損をした。これで三方一両損だ」。という訳で、一件落着。

実のところこの「三方一両損」の話には、私は喜んで賛成するわけにはいかなかった。それはどう見ても後ずさりの発想としか思えなかったからである。ではどうすればいいのか。

私は前に述べたK町やS村の実績を示しながら、「本気で予防医学に取り組めば成果は必ず上がります。治療に使われる医療費の一割でも予防に回せば、その倍、いや三〜四倍は返ってきます。医療費は下がります」と、かねてからの持論を吐露した。

受診者は健康になり、家族の介護負担の軽減、企業の生産性の向上にもつながり、医療者も救えない患者の治療に悩むことから解放され、健保の財政は改善される。「三方一両損」ではなく、まさに「三方万両得」（図1）である。

●新しい「予防医学」の時代へ

私は小泉首相の消極論に対して、積極論を展開した。辻審議官は、「この熊本のデータは頂きます。ぜひ使わせてください」、さらに、「これから新しい健診の在り方を審議することになるので、その委員になってほしい」と言われた。

もちろん喜んで引き受けた。それから、現在実施されている特定健診・特定保健指導の基になる「標準的健診・保健指導の在り方に関する検討会」（写真3）の委員として二年間近く厚労省通いをすることになった。

ここで力説したかったことは二つあった。

一つは、前述の私のデータで見ていただいたように、受診の回数に応じて医療費が下がっている。しかし、健診だけで下がるわけではない。その後の保健指導を含めてフォローが大事である。今までフォローに財政上の裏付けがなかったから、健診のやりっぱなしが多かったと言ってよい。それでは、健康にはならない。ぜひ保健指導が金になる

3つの予防：三方万両得

①疾病の予防
・がん等の早期発見・早期治療

②介護の予防
・寝たきりの予防
・介護負担の軽減

③出費の予防
・医療費・社会保障費の軽減
・保険財政の健全化

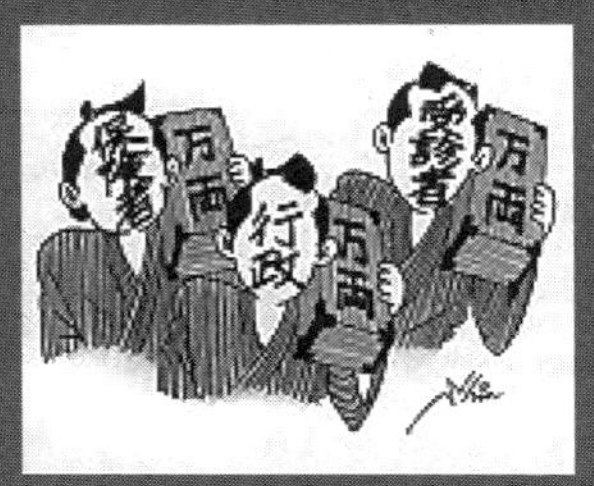

図1
「三方万両得」の図

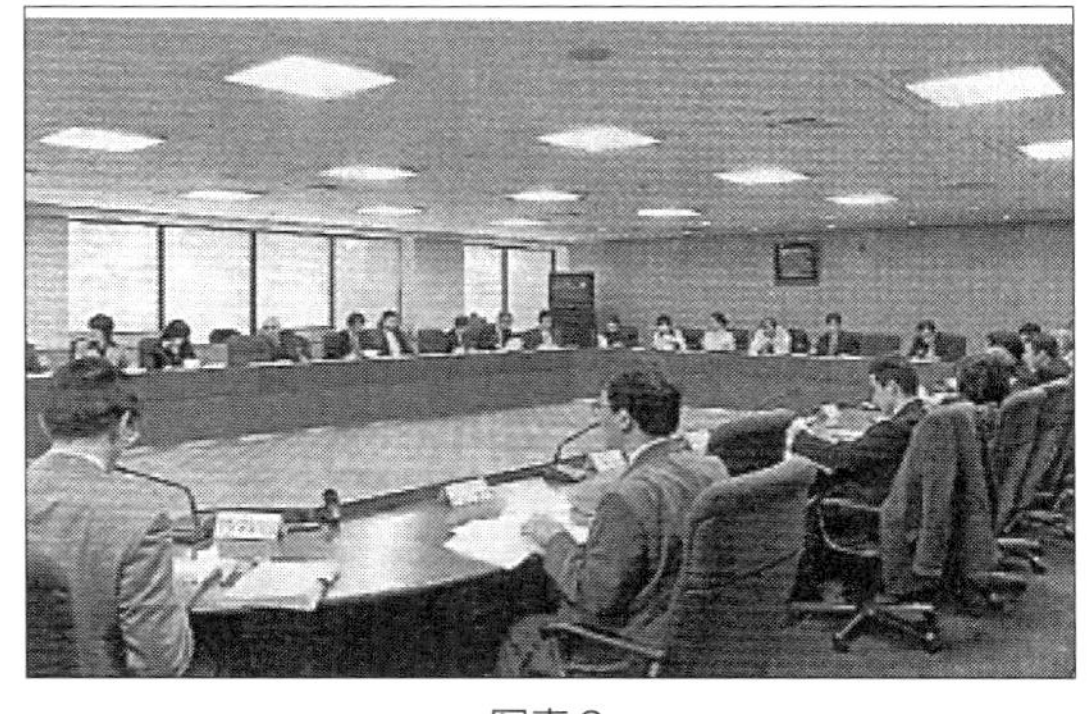

写真3
標準的健診・保健指導のあり方に関する検討会」初会合。
向こう側左から三人目が筆者。
（週刊保健衛生ニュース提供）

ような法的措置をお願いしたいということであった。

そこで、会議の中で、保健指導は誰がするのかという議論になった。

保健指導とはいえ医療行為だから医師がすべきだという意見もあったが、多忙な医師にその余裕はない。また、昔から医者仲間で使われていたムンテラと称する「口療法」とは違う。行動変容を伴うような心に響く保健指導が必要である。これは専門的な教育を受けた職種が必要。まずは保健師がいい。だが、全国的に見て保健師の数は少ない。それでは栄養士ではどうか。確かに栄養士の資格を持ったものは多い。とにかく保健師や栄養士の出番を作ろう、という話になった。

私は、「栄養士、結構。しかし、今のままの栄養士では使いものになりません」と言った。栄養士会の代表からお叱りがあるかと思っていたが、むしろ栄養士会として栄養士の再教育がぜひ必要である、と前向きの発言があり、頼もしく思った。今まで陰に隠れていた存在をぜひ表舞台に出してほしい。食こそ健康づくりの基本だと信じる者の一人として、本当の食の専門家として育ってほしいと願わずにはいられなかった。

次にもう一つの問題は、健診受診率、そして保健指導率の向上である。がん検診の受診率が二〇パーセントや三〇パーセントでは、がん死亡率を減らすことは無理である。五〇パーセントいや八〇パーセントになれば、明確な成果が出るのは間違いない。

アメリカのニクソン大統領は、ソ連との宇宙競争に勝利し、大量につぎ込んでいた資金を国内向けに切り替えた。そのとき、がん撲滅に予算を組んだ。世界中のがん学者たちがアメリカに集中したと言われる。しかし、数年経ってもがん死亡率は減少しない。そこで、資金の使い道を見たら、がんのメカニズムや治療法の研究に多くを使っていた。そこでハタと考えた。お金は予防に使わなければ、死亡率は減らないということに気づいたという。

一次予防のために禁煙を強化し、食生活の改善に力を注いだ。健診も薦めた。アメリカの女性のがんの一位は乳がん、その検診受診率は八〇パーセントを超えた。多民族の混在する国でよくもできたものだと思うが、日本のような健康保険制度がなく医療費の高いアメリカだからこそ、予防が大切だとの意識ができたのではないだろうか。我が国では、病気したら保険があるからという気持ちがどこかにあるのではないだろうか。

今アメリカは、がんの死亡率も罹患率も減少に転じている。糖尿病などもそうであると聞く。食事の改善を強く訴えたマクガバン・レポートは有名である。我が国も見習うべきことと思う。

さて、厚労省の「標準的健診の在り方……」は、やがて「特定健診・特定保健指導」となって二〇〇八年四月から導入されることになった。わが国の「健診」にとっても「予防医学」にとっても、新しい時代がやってきたと言える。

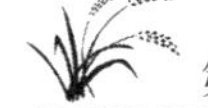

❼医学の原点は「愛」である

「医学の原点は〝愛〟である」と書き、実は私自身、やや照れる思いである。我々の世代では「愛」という言葉はキザで、なかなか口に出しては言えない。しかし、キリスト者は愛という言葉をよく使うようであるし、仏教徒の慈悲も愛の形であろうと思う。考えてみれば、子供の頃は「愛国精神」を強制的に吹き込まれたものであった。私が使おうとしている「愛」は、人々への思いのたけであり、ヒューマニズムと言い換えてもいい。

●農民のいのちと暮らしを守るヒューマニズム

さかのぼること六十年、私の今日の原点に「セツルメント」があった。

昭和三十年代前半、あの戦争が終わって十年そこそこ、戦後の余韻が色濃く残っていた。戦時中に使われていた軍の兵舎跡に自然発生的に住み着いた家なき人々。治安も危ぶまれ、不潔きわまりないあの場所に、今思えば、学生の身でよくぞ入って活動の輪を広めていったものである。

「盲者、蛇におじず」という諺どおりだったのであろう。

当時の大学では左翼系の学生が幅を利かせ、学園内では随所で拳を上げて演説する姿がみられた。その彼らから、我々のセツルメント活動を「ロマンティックヒューマニズム」といって揶揄されたものである。「そんな活動では革命にはほど遠い。甘っちょろい！」。私はそんなに言われても甘んじて受けたし、いや、むしろ誇りとさえ思った。「ロマンティックヒューマニズム」大いに結構。

その後、自称革命児たちは影も形もなく消えていった。わがセツルメント活動は大学の枠を超えて続いていった。最近、かつてのＯＳ（オールドセツラー）が集まって旧交を温めた。学生時代に体験した社会活動は私のそれからの人生に大きな影響を与えてくれた。その時のメンバーの中から次の活動の輪が広がっていったのである。セツルメント活動が、都市部から農村へ、それが農村医学研究会へと発展し、そこでまた新しい仲間を取り込みながら、運動は展開していった。

我々は常に現場主義であった。人々の生活の場に入り、喜びも悲しみも共に感じながら活動するセツルメント運動は、農村に出ても同じであったし、農村医学の研究もまさにその延長線上にあった。大学を卒業し、大学院に進んだが、農村県である熊本では、大学病院であっても来院する患者の多くは農民であった。内科の教室に籍を置きながら、農村医学会のメンバーとして研究報告もした。

若月俊一先生を中心にした佐久病院の活動は、はるか九州にいても身近な憧れであった。先生にも、熊本には何度も足を運んでいただき、講演をしていただいた。熊本の農協婦人部（現女性部）には、先生のファンが多かった。酒が好きな佐久病院の近くの酒屋さんには、いつも熊本の「くま焼酎」があった。先生も熊本が好きだったのだろうと思う。

九州には厚生連の病院が少ない。若月先生は熊本の動きを察知して、講演の中で「熊本に第二の佐久病院を創れ」と言われたのを地元の新聞が取り上げ、炎が一挙に燃え上がった。「新しい医療を創る会」が生まれ、政財官学を巻き込んだ市民運動の大きなうねりが始まった。そこでは、農協婦人部、地域婦人会、未組織の市民、それに農協四連が力になっていただいた。その中心に、セツルメントの仲間たち、農村医学研究会の同志達がいた。

この「創る会」は、最初から人々のいのちを守るため、手段としての医療の在り方を考え、それに相応しい組織を作ろうという運動だった。根本に人間中心のヒューマニズムがあったし、老いも若きも、農民も都会人もあらゆる職業の者も、どんな環境にいても、みんなで一緒に幸せになろう、まさにロマンチックで人々に夢を与える運動であった。だからこそ、あらゆる人々が運動に参加してくれたといえる。それで、熊本というどちらかというと保守的な地に、新しい世直し運動が根を下ろすことができたのだといえる。

●離農・離村・農村社会の崩壊、それは日本の危機、我々にもその責めの一部が

当初から私の中にある農村医学には、農薬中毒や農夫症、農業機械による災害事故など農業作業自体からくる疾病も大事であるが、はるかに深刻な問題があると認識していた。それは、農村という環境の問題である。３Ｋと言われたつらい農作業、労働に対する所得の低さ、文明に取り残された社会、農村という地域に住んでいるだけで若者が敬遠する。農家には嫁の来てもない。いつとはなしに、百姓とか農民とかいう言葉があたかも差別語のように言われて、日常語から、行政用語からも消えていった。

離農、離村が続き、農村地域は過疎地となった。平成の大合併でそういった村の名前も消えてしまったが、過疎地には変わりない。明治の初め、教育は国家百年の計と言って全国隈なく作られた小学校が、百年以上の歴史を閉じて次々に閉校している。先祖伝来の土地にしがみついてどうにか生きているお年寄りだけの集落になっている。やがて、それも消えていくであろう。村の崩壊は、日本という国の環境が崩壊することである。

「すべて国民は、法の下に平等であつて、（中略）経済的又は社会的関係において、差別されない。」

「すべて国民は、健康で文化的な最低限度の生活を営む権利を有する。」

これは、皆さんご存知の日本国憲法、第十四条と第二十五条の条文の一部である。文章を読めば読むほど、農家の暮らしや農村で働く人たちの健康は差別なく保障されているのだろうか、こ

れまでに述べてきたが、保険制度の差、暮らしの差で、同じ病気で入院した患者が全く別の転機を迎えた状況を目のあたりにして、農村医学の重要な視点を学んだ。

しかし、我々が農薬中毒や農作業による健康被害を訴えたことが、結果として農民の農業離れにつながったのではないか、離農・離村、そして農村の過疎化は、その責任の一端を農村医学が担いだのではないか。振り返って大いに心が痛むのである。

今日、「農村」と一口では語れない。人口の減少で過疎化が進んでいるのはどこも同じであるが、一見すると電気や水道といったライフラインはどこの家も完備し、自家用車も必ずある。近くにコンビニエンスストアもある。一応の暮らしはできる。たまに、自然が好きで農村の暮らしにあこがれてやってきたという都市生活に疲れた人の話がテレビでニュースになる。ニュースになるほど珍しいのである。実は、もともと農村は、いや農の基になる「土」の暮らしは、人の心を大きく包み込んでくれる癒しの里である。さらに言うと、日本人の心の故郷であり、揺籃である。その故郷が無くなれば、日本人は浮浪民族となろう。

一方、都市近郊の農村では、アイデアを駆使し、売れる農業を展開している農家もないではない。確かに収入が少なくなって農村集落は崩壊したが、さりとて、日本人の心の中は金だけがすべてではなかったはずである。

しかし、日本農業はいま国際化、グローバル化の名のもとに大揺れである。農協も根本改革が問われている。これまでの一時限りの補助金政策で振り回された農政の在り方は、本当に日本の農業を、その将来を、踏まえて考えてきたのであろうか。そこで働く農民の一人ひとりに思いを馳せたものだったのだろうか。農村の問題点は山ほどある。今の農村医学では歯が立たない。

●ヒューマニズムは世の中を動かせるか

ヒューマニズムとは人間中心ということであろう。医療であれば患者中心であり、政治の世界では住民中心（市民ファースト）となる。それが民主主義ということになると考えるのだが……。話は変わるが、熊本では忘れることのできない事件がある。熊本県水俣市にある「チッソ水俣工場」から水俣湾に排出された廃液で、魚介類を通しての有機水銀中毒である水俣病。

この水俣病にその生涯をなげうった医師、原田正純先生の人生を中心に、ヒューマニズムとは何かを考えてみたい。原田医師は、熊本大学で私の一年上の先輩、ほぼ同じ世代の人物である。私どもの学生セツルメントにも名を連ねていた（写真1）。

さて、水俣病であるが、そもそも患者が最初に発見されたのは今から六十年前、正確にいうと昭和二十八年である。当初は原因不明の「奇病」とされた。特に、メチル水銀の健康被害が明るみに出たのは子供たちだったから、「小児奇病」として県衛生部に届けられた。それから奇病の原因が、様々な学会でも熊本大学内でも喧々囂々騒然と議論された、当時、水俣奇病について、精神科、神経内科、衛生学、病理学、法医学の研究者たちが、それぞれ異なる原因説を講義するので、受講する我々学生としては大変興味をひかれた。私は血液を専攻する内科に入ったので水俣病とは縁が切れたが、原田医師は精神科に入ったので水俣病と深くかかわることになった。

やがて、昭和三十四年、熊本大学の研究班が有機水銀中毒として結論を出し、原因物質追究の論争は一応けりが付いた（写真２）。しかし、水俣湾に流れ込んだ廃液の処理、水俣市の周辺市町村から鹿児島県にもおよぶ広い範囲に分布された患者たちの補償問題、原因企業のチッソはもちろん、対策が遅れた国・県の政治責任が問われることになった。その間、原田医師は一貫して患者の立場に立って考えて行動したと思われる。母親の胎内で毒物のメチル水銀を浴びて出生した、いわゆる胎児性水俣病患者の存在を明らかにし、詳細な臨床例をまとめて報告した。それま

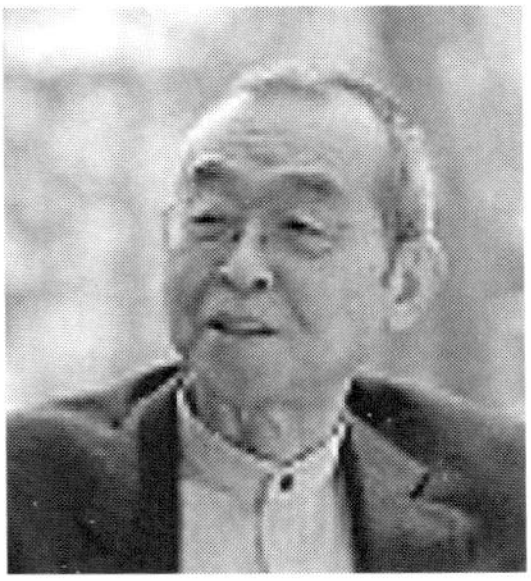

写真１
原田正純先生
この２ヵ月後に永眠。

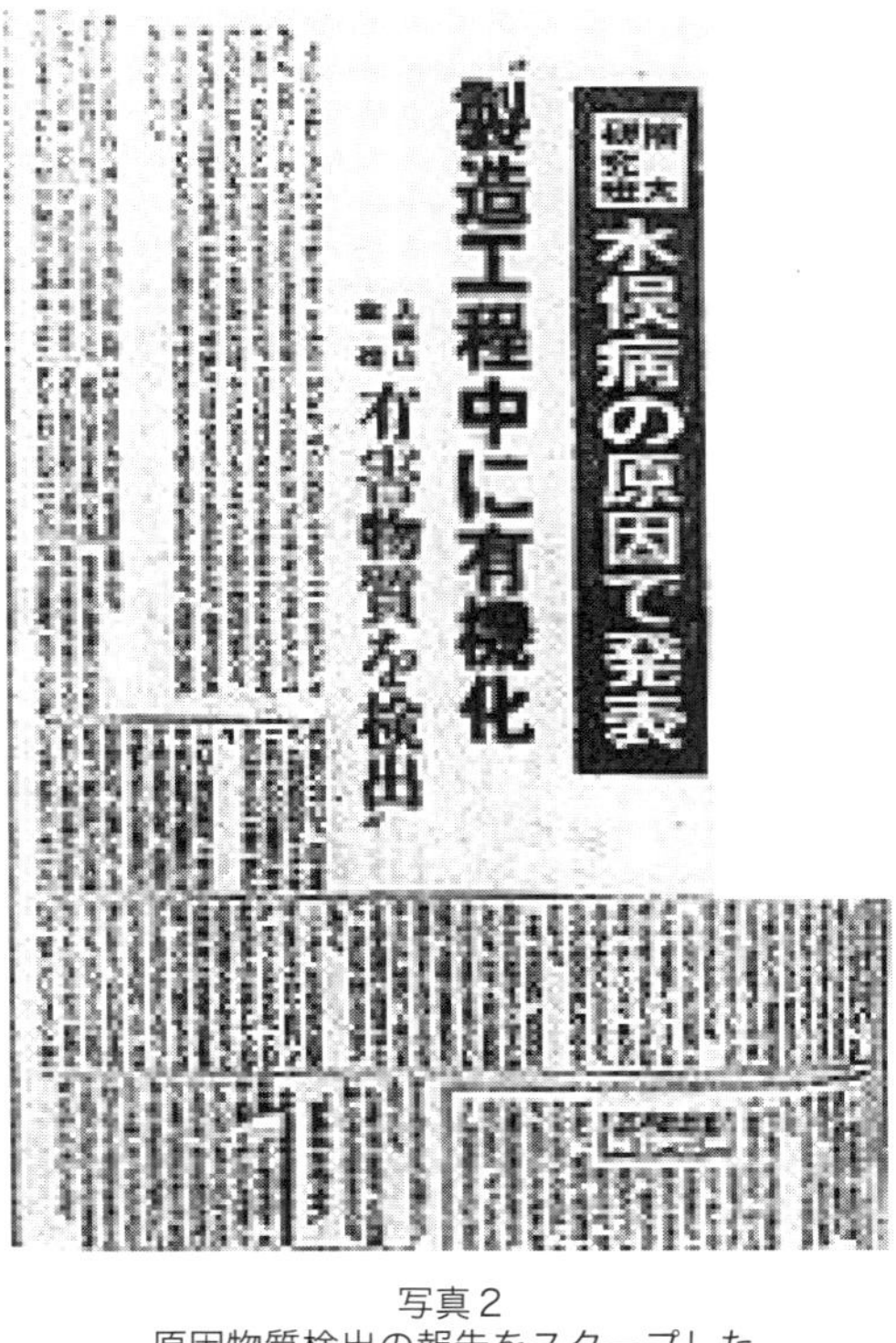

水俣病の原因で発表
製造工程中に有機化
有害物質を検出

写真２
原因物質検出の報告をスクープした
熊本日日新聞の記事

での胎盤は毒物を通さないという医学界の常識を破るものだった。世界初のこの論文は日本精神神経学会賞を受賞した。

しかし、医師が患者の立場に立つというのは医療人とすれば当然のことだが、問題が次第に政治的になってくると医師は弱い。手を引くか、政治権力側につく。今日、水俣病が公式に確認されて六十年、いまだ最終結着に至っていない。いわゆる水俣病事件といわれ、議論が収まらない。それには認定制度が絡んでいる。原田医師が自らの著書の中でこう書いている。

「水俣病が確認された頃は水俣病に関わった医者というのはたくさんいましたが、その中で私がなぜ今まで水俣と付き合ってきたかというのは、やはり現場によく行ったということではなかったかと思っています。見てしまった責任とでもいうのでしょうか」（『〝負の遺産〟から学ぶ～坂本しのぶさんと語る～』熊本日日新聞社、二〇〇六年）。

当時の水俣は病気が悲惨であるだけでなく、貧困と差別がひどく、見た者でないと信じられないような状況であった。病人を抱えて、明日の食べ物をどうするかという人が多かった。当初、「奇病」が恐れられ、患者家族は迫害を受けた。チッソからの見舞金を受け取ることが決まったら、患者家族への白眼視が強くなった。人々は水俣病を隠したがった。

原田医師が多発地域の水俣市湯堂（写真３）を初めて訪ねた折り、予想もしない言葉を投げかけられたという。「もう来るな。帰れ」。大学病院から来たのだから「感謝されこそすれ……」という気持ちできた自分にとってショックだったと述懐している。医師には「診てあげる」といった意識があった。調査であり、研究であって、本当に患者のことを考えていたのか。自ら反省し、そこから、患者に寄り添った彼の人生が始まったのである。

水俣病認定作業は今日まで続いているが、長年水俣湾の魚を食べて色々症状が出ている患者のことより、審査基準がかたくなに固守され、認定者が増えるとチッソがつぶれる、国や県も危ないというのが、認定審査を複雑にしている。有名な某大学の教授が「水俣病がもめるのは原田がいるからだ」と言ったという話も出た。医療は誰のためにあるのか。

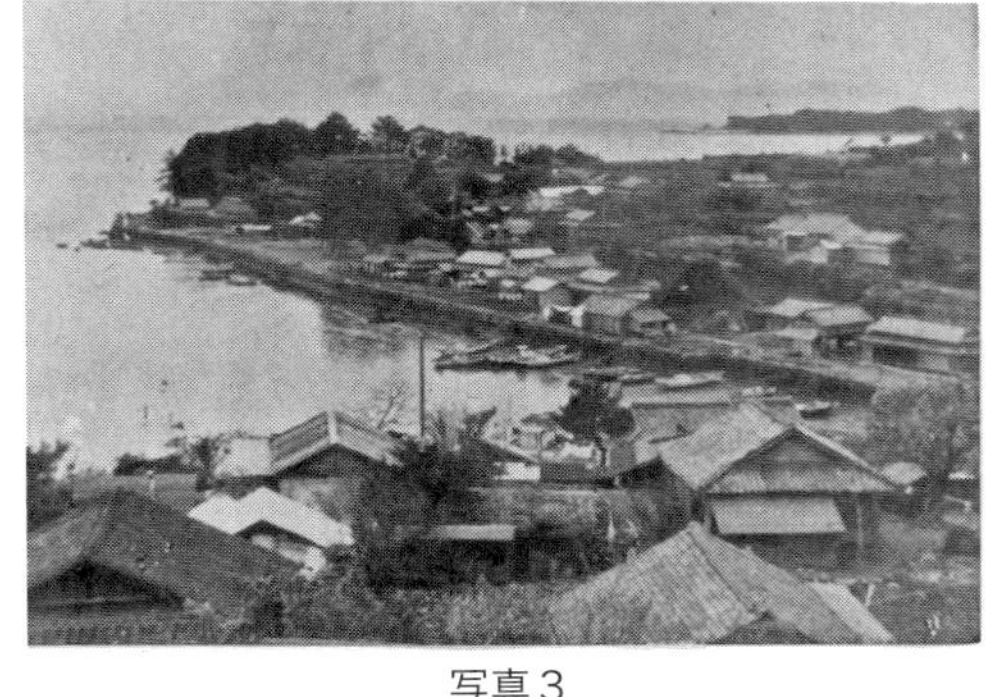
写真３
患者多発地区の水俣市湯堂
静かな美しい漁村だった（1961 年）
（熊本日日新聞社提供）

原田医師は、国立の熊本大学の教授にはなれなかった。私立の熊本学園大学の教授に招かれ、水俣学という講座を開き、水俣学研究センターの所長になった。二〇一〇年に朝日賞、二〇一一年に「ＫＹＯＴＯ地球環境の殿堂」入りを果たした原田先生は、やり残した仕事に思いを馳せつつ、二〇一二年、七十七歳でこの世を去った。まさにヒューマニズムに生きた人生として、尊敬する人の一人だった。

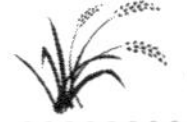

❽農村医学から始まった健康医学・予防医学

農村医学は、働く農民のために、農民と共にある医学である。農民には農業病もあるし、農家病もあり、農村病もある。その病気を診て、治療する臨床医学も大切である。しかし、仮に病気が治っても、働けないでは農民ではない。働ける心身を持てるように支援する医学が農村医学だと私は解釈している。従って、農村医学は健康の医学でもあるし、予防医学でなければならないと信じている。

●健診事業から始まった予防医学活動

人々のほとんどは、「元気で長生き」したいと願っている。そうであれば、医学・医療に携わる者として、この最大の願いを共に実現しようと思うのは自然であろう。

医学・医療の進歩で、長生きはできるようになった。しかし、「元気で」というところには程遠い。自立して生活ができる年齢を「健康寿命」といっているが、健康寿命と平均寿命の間は、男性で九年、女性では十二年もある。この年数を縮めねばならない。世にいう「健康寿命の延伸」である。人々の願いでもあるが、国家社会の願いでもある。

医学に従事する学者や研究者たちは、病気の原因の究明、さらに有効な治療薬の発見、高度先進医療の開発に、日夜熱心に研究を進めている。医学界では次々に新しい治療法が進み、ノーベル賞候補も誕生している。このことは、人類にとって喜ばしいことであるし、福音である。しかし、それによって寿命は延びたとしても、必ずしも健康寿命が延びるとは限らない。平たく言うと、病人は減らない。その上、高度医療に伴う医療費の高騰は避けられない。我が国には世界に冠たる健康保険制度があるが、その財政負担がすでに限界にきている。

そこで、「健康寿命の延伸」がこれまで以上に社会的に要請されるところとなってきた。その手段として「予防医学」に期待が寄せられるようになったといっても過言ではないだろう。

前にも述べたように、私どもが「命を守る運動」として始めた健康管理センターは予防医学の専門施設であるが、広い意味ではやはり医療機関である。わが国の法律上では、医療機関は病院か診療所であるので、初めから診療所であった。診療行為には診療報酬というものが支払われるように定められている。が、予防医学には適用されない。いわば自由診療である。従って健診料金は自由に設定できるのだが、その代わりに、自覚症状のほとんどない人々に対し受診勧奨を積極的にすすめねば、経営は成り立たない。私が赤十字で予防医学を始めようとしたとき、予防医学では経営はおぼつかないとの理由で、赤十字の本社としては許可し難かったのである。

しかし、幸いに時代は大きく変わっていった。就学児童に心臓死が頻発し、学童の心臓検診が

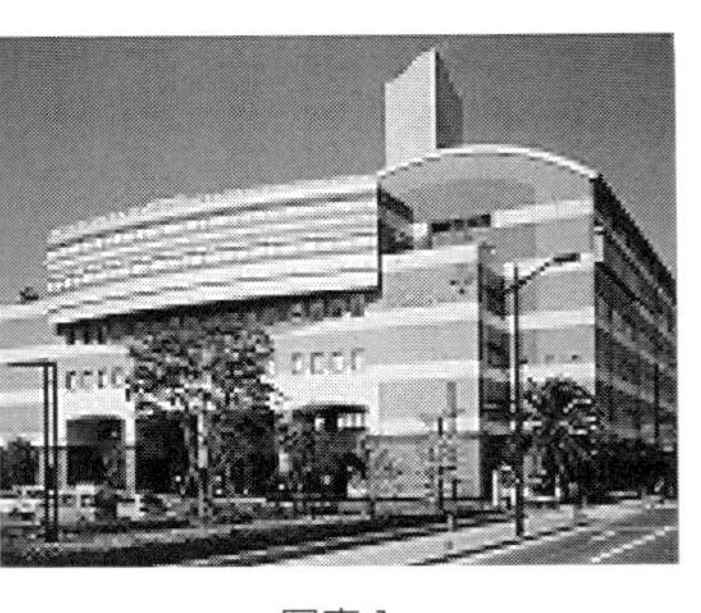

写真1
平成9年6月、
健康管理センターは新館を建設した

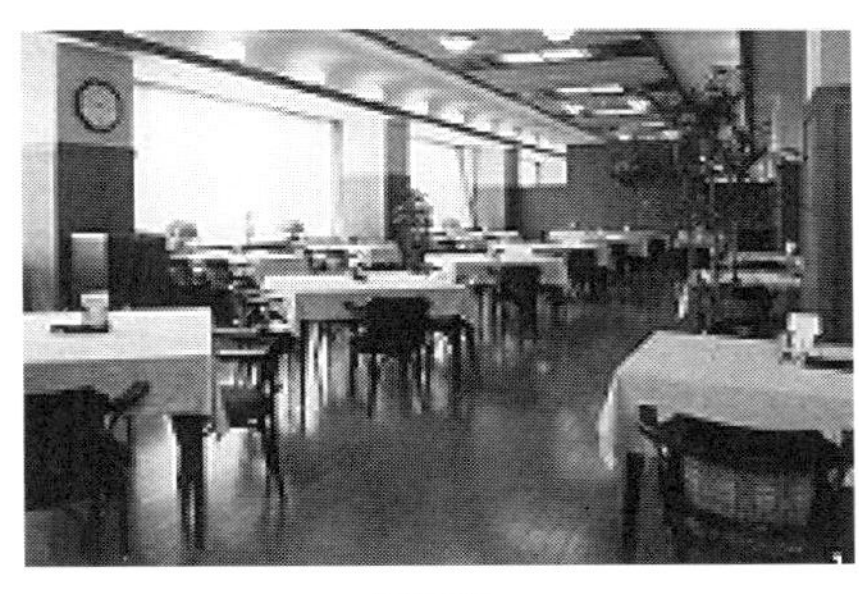

写真2
受診者が利用する食堂
「医食同源」の食指導の場でもある

法制化された。元々結核検診は戦前からあった。妊婦検診、乳幼児健診、三歳児健診、労働安全衛生法に基づいた様々な職業性疾患に対する職場検診が義務化されるなど、健診が法制化され拡大していった。これを全国の健診機関が受けて立った。受けて立ったというより、それで経営が成り立つようになった。結核検診を行う団体として結核予防会が、がん検診を行う団体として対がん協会が存在したが、その他の健診を行う予防医学協会や労働衛生機関などが全国に出来ていった。これによって健診機関の経営は安定化した。

私どもの健康管理センターも、赤十字本社に危惧され、多くの方々に心配されながら細々と発足した昭和五十三（一九七八）年から何度かの増改築を経て、十九年後の平成九（一九九七）年、六階建ての新館を建築した。アメニティーを重視した、高齢者や障碍者にやさしい施設としてスタートした。当初五人で始めた職員も三五〇人になり、心配された赤字もこの間一度も出すことなくやってこれた（写真1、2）。

これらの法定検診は対策型健診と言われ、国が必要とする検診であるから、まじめに実施しておれば、それで経営はやっていける。ところが、法定検診は明らかに成果が期待できるもの、そして費用対効果が証明されたものに限られたので、人々にとっては必ずしも満足は得られなかった。

そこで取り組んだのが任意型の健診である。私どもが始めた健診は、佐久病院や全国の厚生連で始めたと同じように、いわゆる「農協検診」である。働く農家の人たちに必要な健診項目を選んだ。やがてさらにハイレベルの健診として「人間ドック健診」も始まった。

ここまで書いてくると、予防医学とは健診をすることだと言われても仕方がない。予防医学施設とは健診機関である。

全国に拡大した健診機関は健診を主として業務を展開するので、人々は、予防医学とは健診をすることであると思い込んでいる。いや、健診機関の職員すらそう考えている節がある。病気を予防するには健診を受けること、それは間違ってはいないが、予防医学の中で検診はごく一部であり、取っ掛かりであることを認識しなければならない。

病気の治療に当たる者としては、よりよく治療したいと思う。そのためには早期の治療が必要。そのためには早く発見せねばならない。そこで行うのが検診である。これは臨床（治療）医学の延長線にあるので、基本的には予防医学ではない。ただ、早期発見によって早期に治療すれば命を助けることができるので、命を助ける（死なない）ための予防である。従って、これを二次予防と言っている。

●「病気の原因の原因を」（故野村茂教授）

私の恩師の一人で昭和三十五年に名古屋大学から熊本大学の公衆衛生学の教授として赴任された野村茂先生（写真3。熊本農村医学研究会の初代会長）が、『産業医学いまむかし』と題する著書（労働科学研究所出版部、二〇〇八年）の中で、

「産業医学は本来、予防医学的なもので、当面する問題に対処するにあたって、その事態の原因の原因まで考察して方策を実行すべきで、それは任務というべきであろう」

と書いておられる。産業医学を農村医学、あるいは予防医学と置き換えて考えれば、全くその通りであると思う。医師は往々にして病気の診断がつくとそれでよしとするところがある。前号で述べた水俣病についても、奇病と言われたこの病気が有機水銀による中毒と分かると、多くの医師は離れていった。その原因はチッソ工場からの廃液にあることが分かり責任追及が行われることになったのだが、そういう事態のさらなる原因が、日本の産業構造、人間より企業優先の発想の時代背景にあると思いを馳せる医師は極めて稀であった。

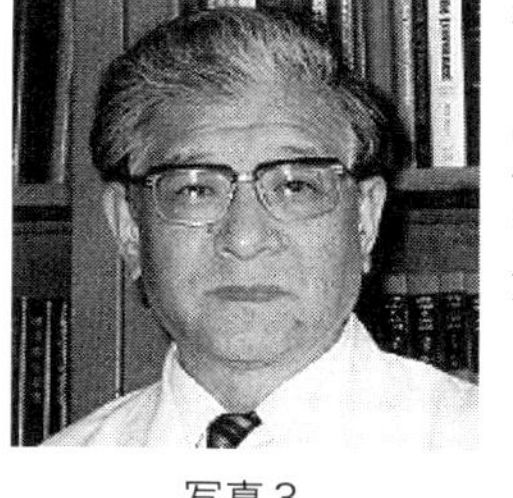
写真3
野村茂教授（故人）

中国の古い諺に、「医病下医　医人中医　医国上医」（病気を治すのは下医で、人を治すのは中医、国を治すのが上医である）とある。予防医学はまさに上医を目指さねばならない。

農村医学も予防医学というなら、健診で見つかった様々な所見に対し、受診者とともにその原因を、生活習慣にあるのか、農業労働のスタイルにあるのか、農村社会の在り方にあるのかを掘り下げて

考え、対策を講じるべきであろう。受診者とともに、である。

つまり、検診のやりっぱなしは、健康にはならないばかりか、予防医学の名に値しない行為で、かえって罪を作ることになる。フォローのない検診は予防医学ではないと考えている。

農村医学会は日本医学会の第五十分科会にある。しかし、他の学会と大きな違いがある。ほかの学会は、内科、外科、婦人科、小児科など診療科ごとの学会であったり、糖尿病学会や高血圧学会などのように病名が付いた学会がほとんどである。それに対して、農村医学会のように農村という地域名を冠した学会は他にないと言ってもいい。従って、農村でみる病気の診断と治療といっても、そこに農村、農家、農業労働といった背景を抜きにしてはあり得ないのである。

全ての病気は原因があっての結果である。病人（患者）に対して、病気の姿（病名）を診断することは大事であるが、その原因の解明、また、その原因となる背景などを究明して、初めて予防につなげることができるようになる。

成人に多いとされたから成人病だったのが、生活習慣に原因があるから生活習慣病と呼び方を変えたわけである。それなら、健診の結果に対して、どこに原因があるかを追究し、改善するように徹底的に支援するのが当然のことであろう。それが、健診のやりっぱなしでは予防医学ではないということである。

●目指すは世界の平和と人類へのヒューマニズム

さて、早期発見の目的である健診という二次予防の話をしたが、当然、一次、三次、さらに0次あるいは四次の予防があっていい。

最初に一次予防について考えたい。これは病気にならないための予防、まさに真の予防医学といえよう。まず考えられることは、何といっても感染症対策としての予防注射、ワクチン接種がある。私が卒業した熊本大学の先輩の二人をどうしても紹介せねばならない。

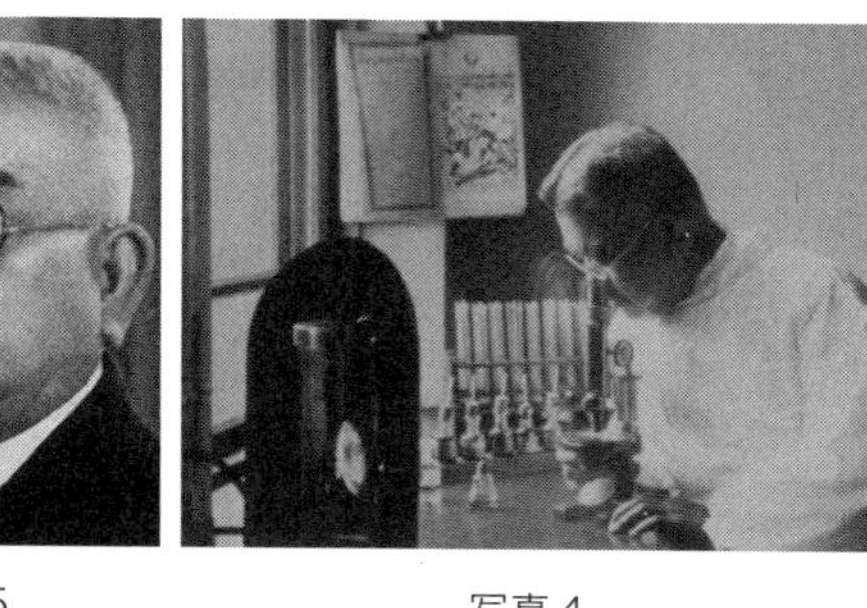

写真４
伝染病研究所で顕微鏡をのぞく
北里柴三郎博士（1910年、明治43年）

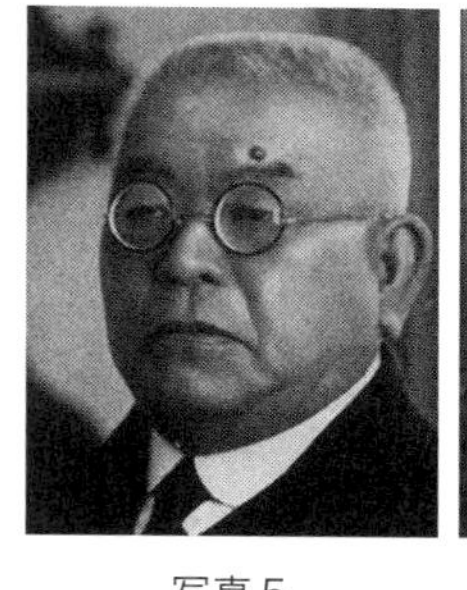

写真５
晩年の
北里柴三郎博士

まずは、第一回ノーベル医学・生理学賞候補だったと言われた北里柴三郎博士（一八五三－一九三一）。ドイツのコッホ研究室で破傷風菌の純培養に成功、血清療法を確立した細菌学者。のちの北里研究所（北里大学）、慶應義塾大学医学部の創始者。日本医師会初代会長でもある。博士は熊本大学医学部の前身、熊本（古城）医学校代である。当時は細菌学、免疫学の全盛時を卒業して東大に進み、ドイツに留学して世界的権威者となった。この先駆的な功績のおかげで、どれだけの病気が予防できたか計り知れない（写真4、5）。

もう一人は、天然痘撲滅宣言を発した蟻田功博士（一九二六－）である。博士は熊本医科大学を卒業後、厚生省勤務を経て

WHO（世界保健機関）にて天然痘根絶計画に参加、対策本部長となり、そのプロジェクトを主導した。当時、天然痘は先進国ではすでに認められなくなっていたが、アジア、アフリカでは年間一三〇〇万人の患者が発生し、猛威を振るっていた。そこで、流行国に出向き、患者を徹底的に探し、患者が見つかった周辺の住民に種痘を行なった。各国の協力を得て五十万人を動員し、総額一億ドルの予算で「天然痘封じ込め作戦」を展開。そして、一九七七年、ソマリアの二十三歳の患者を最後に、地球上から天然痘は消えたのである。一九八〇年、WHOは天然痘根絶宣言をした（写真6、7）。民族、国家、宗教、政治などの違いや貧富の差を乗り越え、世界中のスタッフが一致団結した取り組みによって、この快挙を成し遂げたのである。

本来の農村医学とかけ離れた話題になったが、予防医学とはまさに「国を医する上医」であり、世界の人類を救うものであることを述べたかったのである。しかも、我々が目指している

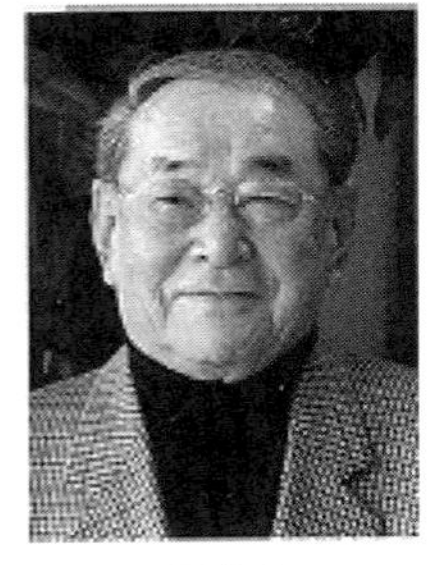

写真6
蟻田功博士

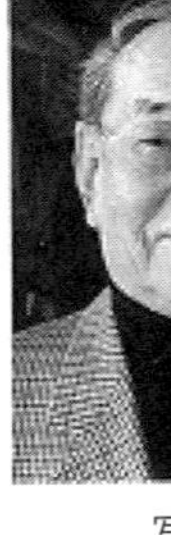

写真7
アフリカ・コンゴ（当時ザイール）で
診察する蟻田功博士

農村医学は、単に狭い日本の農村の病気と健康を考えるにとどまらず、人類の平和とヒューマニズムの実現にあると考える次第である。世界に存在する億を超える難民や貧しい人々は、元々世界の農民である。国際農村医学会やアジア農村医学会などとともに、世界に平和とヒューマニズ

ムの旗を高く掲げていくのが、日本農村医学会のこれからの使命ではないかと考える。それは、日本という国の国際的使命に符合するものと考える。実は、このことは偉大な若月俊一先生から学んだと自負している。

さて、現実の問題に戻って、今日的な一次予防の課題、三次、四次の予防については次に譲る。

❾ 最終章〜予防医学の心

●結核検診から予防医学検診へ

戦前から戦後にかけて猛威を振るった結核が見事に影を潜めたのは、生活環境の改善が大きかったのは間違いなかった。それに、国民ひとしく結核撲滅に立ち上がり、国を挙げての大運動となったことであった。そのひとつの現れが、結核検診一〇〇パーセント受診活動であった。早期発見早期治療の合言葉で、国民みんなが健診を受けた。治療薬の開発とあいまって、国民病と言われた結核は姿を消していった。私は大学勤務中結核病棟の主任を仰せつかり、結核とその患者さんたちと親しくしていた思い出が懐かしい。いま結核病棟は大学にもどこにもない。専門の国立療養所も一般病院になった。最近の若い医師たちは結核を診たこともない者が多いと聞く。実は完全に駆逐したわけではないのだが。

前に述べた通り、腸内寄生虫発見のための検便、妊婦検診、乳幼児健診、学童検診（心電図、尿）、職業病予防のための事業所検診（旧 労働省管轄）、がん検診等と、次々に検診事業は展開していった。それで、一般の人々も社会もマスコミも実際に検（健）診に従事している者も、検

（健）診が予防医学であり、早期発見が予防医学の使命である、と認識することとなった。

世に健診センターという施設は多い。その名の通りであるから一番分かり易い。しかし、これまで私が述べてきた予防医学の立場では、検（健）診は二次予防であって、予防医学ではあってもその一部に過ぎない。いや、病気を早く発見することはより効果的に治療を行うためであるから、臨床医学の延長線上にあると言っても過言ではない。

●臨床医学との違いから見えた予防医学の理念

たしかに予防医学は臨床医学から生まれた。しかし、よく考えると臨床医学とは明確な違いがある。表1を見てほしい。両者は同じ検査手法を使っているが目的も対策も異なる。臨床医学が医療者主導であるのに対し、予防医学は受診者（生活者）主導である。基本理念は、前者が苦痛の軽減・除去であるのに、後者は人々が健康で生きがいある人生を生きていくことを支援することである。

予防医学には治療はないと考える者も多いと思うが、私に言わせれば、医学・医療に治療のないものはない。ただ、臨床医学の治療とは違う。薬や注射を投与するのではない。検診によって早期に発見できたがんのような病気に対しては、速やかにがん治療の専門病院に行くように強く勧めねばならない。「医学的フォロー」は当然である。しかし、日頃の生活に根差した病気の予備軍だとか未病の状態に対して、保健指導（支援）を行う「生活的フォロー」はもっとも重要な予防医学的治療である。

だが、何十年に及ぶ生活の歴史、生き方を変えるように行動変容を求めるには、よほど心を揺さぶる支援が必要である。支援する側の心が燃えなければ、相手を燃やすことはできない。予防医学には確たる理念と哲学がなければ、燃える想いは生まれないし相手にも伝わらない。繰り返すが、予防医学の主人公はあくまで受診者（住民）であって、医療担当者はその住民に深く寄り添い住民と共になければならない。

そして、自ずと人々の健康が生まれ、その人々の住む地域社会が健康で生き生きと輝く町や国造りが培われる「社会政策的・疫学的フォロー」が重要である。予防医学は最初から社会と深くかかわってきたと言える。

表1　臨床医学と予防医学の相違点

臨床医学		予防医学
自他覚有症状者	対象	基本的無症状者
病歴重視	問診	生活歴重視
有病診断 （病気の診断）	診断目的	未病診断 （生活の診断）
疾病識別値	検査値の読み方	健康識別値
専門細分化 分子レベルの分析学	方法論	生活背景も踏まえた 総合学
医療者主導 （medi-care）	治療	受診者（生活者）主導 （self-care）
苦痛の軽減・除去	基本理念	生き方の支援

●予防医学の真価は本来一次予防

二次予防は、早期とはいえ、すでに病気が始まっているものを見つけて早期に治療しようというもの。病気が出る以前に予防することこそ、真の予防医学であろう。その最たるものが、予防注射ワクチンである。前に北里柴三郎博士や蟻田功博士の偉大な功績を紹介したのはそのためであった。数十億の世界の人々のいのちが救われた。疾病が発生した時、疫学的調査は重要である。疾病の原因を追究する。そこから、次なる予防医学の出番がある。

明治の十年代半ば過ぎ、国の富国強兵の大方針が声高に叫ばれる中、医学界をあげて大論争を繰り広げた脚気の病因論争があった。軍隊の中で脚気が多発し、その予防対策は急務であった。当時はコレラや赤痢など、次々に顕微鏡下で病原菌が発見された時代。脚気菌を発見したと、東京大学の緒方正規博士が報告。すると高木兼寛海軍軍医大監が反論。やがて、陸軍と海軍の論争に発展してマスコミを騒がせた。

高木博士は、水兵の脚気について患者の生活環境を丹念に調査し、病因として海軍の兵食に注目し、イギリス海軍の兵食と比較したうえで、脚気の栄養欠陥説を主張した。そして、海軍の兵食を改善し脚気罹患率を見事に低下させた。それでも陸軍は頑なに高木説を信じず、明治三十七―三十八年の日露戦争で、かの有名な乃木大将の二〇三高地攻撃の際、多くの将兵を亡くしたが、脚気が大きな影を落としていたと言われる。今となってみれば高木説が正しかったわけで、その疫学的手法がいかに大切かを思い知らされた。

前に紹介した水俣病解明の経緯の中で、病気の原因は複雑に絡み合い、時に社会の因習とも闘いながら原因のまた原因を追究せねば、真の予防医学の成果は生まれないことも述べた。と同時に、水俣病も食べ物として口から入った病因であった。食が予防医学の最も大切なテーマであることは、今日的にも注目される。その最たるものが「沖縄クライシス」であろう。

健康長寿を誇っていた沖縄県が近年急速に低下し、男性の平均寿命はかつての一位から今はなんと三十位に転落した（二〇一〇年）。ただ、七十五歳の平均余命を見ると依然一位を保っている。六十五歳未満の死亡率が全国一で、若い人たちがガタガタと最悪の状態に落ち込んでいるのである。近い将来、高齢者がいなくなった沖縄は平均寿命全国最下位になるのではないかと心配される。沖縄の人々にとって大変なショックで、これを「沖縄クライシス」というそうである。

沖縄の医師たちに聞くと、異口同音に「沖縄の健康はアメリカに売ったのです。食事です。アメリカの占領下で完全に変わりました。六十五歳未満の人の数字が雄弁に物語っているではありませんか」と言う。このことを聞いて私もショックだったが、これは決して沖縄だけではない日本全体の問題であると考えた。他人事ではない。

しかし、アメリカは、この沖縄の実態を検証し、かつての沖縄の古い生活スタイルこそ健康の原型であるとして、国の健康政策に取り入れた。多額の国家予算を計上して、予防医学なかでも食生活改善に一大キャンペーンを組んだ。その結果、アメリカは、がんも糖尿病も発症が減少し始めている。それに比して我が国は、がんも糖尿病もなお増加の一途を辿っているのである。いかがなものか。

一次予防としては、食にとどまらず、運動と休養、睡眠とストレス解消、口腔ケア、音楽・ハーブのような免疫向上療法等、さまざまな切り口がある。さらに、その背景の環境問題は一層重要だが、一朝一夕には解決できない問題である。政治や経済と深く絡んでくる。いのちを守る立場で言えば、最大の予防は世界の平和である。戦争はどんなに理屈を言っても許されるものではない。人が人を殺戮することを合法化し、何百万の人命が消される。実に愚かなことである。

その背景にある貧困、差別、他を入れない自己中心主義、これらから人類が脱却し、愛とヒューマニズムの世界を作ることが、予防医学で言えば究極の〇次予防と言ってもいい。

●三次予防と四次予防

三次予防とは、二次予防の領域を超えて、病気が進行した患者に対して行う心身のケアへの支援である。臨床医学の治療の分野であるが、予防医学のスタンスとしては、常に人々（患者）に寄り添いながら、あくまで主人公は人々（患者）であることを忘れず、人々（患者）を中心に考え行動する姿勢である。医療者は患者の治癒力を信じ、それを支援するサポーターである。

治癒が可能な状態であれば、徹底的に回復のための方法を実行することである。そのためには医療者もだが、むしろ患者にこそ自らのいのちに対して努力する責任がある。頂いたいのちを立派に生き徹すという予防医学の精神は、健常者だけでなく、病める者も、障害のある者も同じことである。

私の中に消すことのできない悲しい思い出がある。医者になってまだ間もない頃、受け持った女性の患者は白血病を患っていた。当時は、白血病といえばまずは助からなかった。患者は妊娠していた。それも何年来不妊に悩み、やっと得られた幸せのサインだった。しかし、どう考えてもこの患者に妊娠を継続させるわけにはいかなかった。婦人科に紹介して中絶を依頼した。この患者には、病名を重症の貧血とだけ告げていた。患者は婦人科の医師になぜ中絶せねばならないのかを問い詰めた。婦人科医は困って本当のことを言ってしまった。

内科の病室に戻ってきた患者は、頭から布団をかぶって泣きじゃくり、声をかけても返事をしない。私は、患者にとってやっとの思いで授かったその子を失った悲しみに打ちひしがれているのであろうと思った。いつまでもそのままではすまされず、説得してやっとのことで聞き出した言葉はやはり子供のことだった。

「赤ん坊は形があったのでしょうか。かわいそうなことをしました。せめてもの償いに名前を付けて葬りたいと思いますので、名前を付けてください」

私は、「みどり」という名を紙に書いて渡した。純真無垢の「みどりご」のイメージでつけた名前であった。患者はひとしきり涙にくれ、食事も口にしなかった。数日後、患者は自ら命を絶った。あとから婦人科で起きた話を知ったが、全ての望みを失くし、子供と共に旅立とうと決意したものと思われた。病名の告知は今でも難しいが、当時は絶対に言わないのが鉄則であった。患者の想いに寄り添うということはなんと難しいことか、深く反省をした。

次の話も、大学で研修中のことである。受け持ちの患者が終末期を迎えていた。ベッドサイドに立つ私に何か話したげである。私は耳を患者の口元に近づけた。やっと聞こえるかというか細い声で、

「小さい時から病気ばかりして、母には迷惑ばかりかけ、親不孝の連続でした。母が着いたら、私が『有難うございました』と言っていたと、先生から伝えてください」

実は、患者の母は遠くにあって危篤を知って、汽車を乗り継いで駆けつけていた。が、間に合

いそうにない。その時、即座に私の口をついて出た言葉は、

「何を言うんです！　お母さんが来るまで頑張らなけりゃいけません」

大きい声で怒鳴るような感じだったと思う。説得でなく激励のつもりの大声であった。しかし、それも空しく、患者は息を引き取った。お母さんは間に合わなかった。今考えることは、なぜあの時に、

「わかったよ。必ずお母さんには伝えてあげるから、心配しないでいいよ」

と、言えなかったのだろうか。患者の心と裏腹な医療者の論理だけだったのではなかったか、と思う。

病室から家族を追い出して、死にゆく患者に馬乗りになり、無駄な蘇生術に血道をあげていた自分の行為は何だったのか。当時の医療はそれをしなければいけないと教えられていたように思う。医師の使命は、一分でも一秒でも長生きさせることであったから。

死に逝く人への想い。これを、私流に「四次予防」と言いたい。そして、去り逝く人の想い出や言葉の端々が、残された者の心にしみて生き続ける、そういう生き方をしたい。その人は、この世にはいなくとも人々の心の中に生きていく。つまり、「死んでからの生き方を考える」、そういう生き方を支援するのも「四次予防」と言えるのではないか。

●予防医学の心

私の心に生きている方を紹介したい。大谷藤郎先生（一九二四－二〇一〇）である（写真1）。先生が死の直前に書かれた書『ひかりの足跡　ハンセン病・精神障害とわが師 わが友』（メヂカルフレンド社、二〇〇九年）では、まさに先生の愛とヒューマニズムの生涯を伺い知ることができる。この本の帯に、私の尊敬する日野原重明先生（写真2）が推薦文を書いておられる。

「本書は元厚生省医務局長の大谷藤郎氏が、『らい予防法』が廃止されるまでの半世紀にわたり師友に学び闘い続けた生涯を、癌を病む病床で自己を裸にして書き下ろされた作品です。格別の感動をもって私は読みました」

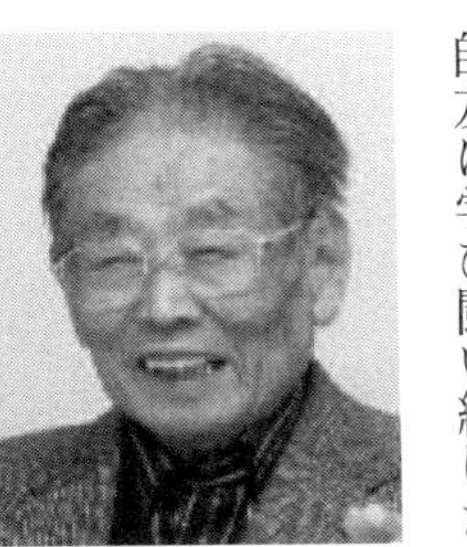

写真1
大谷藤郎先生

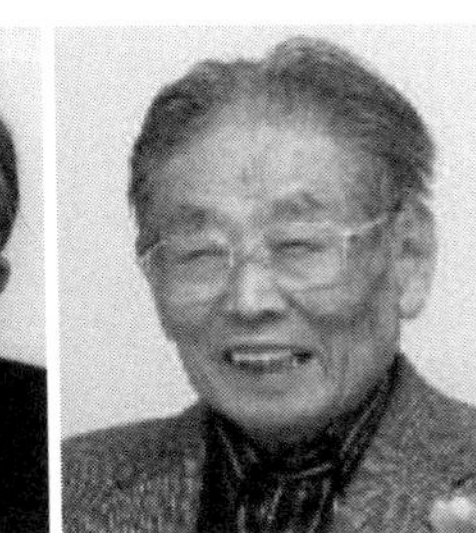

写真2
日野原重明先生
（聖路加国際病院
名誉院長）

大谷先生は、医師としては厚生省の最高位になられたかたであった。生涯をかけてハンセン病と精神障害の患者の人権回復に心を砕かれた。厚生省時代、ハンセン病患者を局長室に招き、一緒にお茶を飲んで話をされたことは有名である。

平成十年から「らい予防法」国賠訴訟がはじまった。熊本地裁で大きな山場を迎えた。大谷先生は、当時の国の政策担当者として被告側の証人、一方で患者の立場を守る運動を続けてきた原告側の証人でもあった。証言台に立った先生は、被告・原告の立場を超えて、「共に生きる社会」について全身全霊を傾けて話された。証言が終わると法廷内に拍手が鳴りやまなかった。法廷内での聴衆の拍手は厳禁だそうであるが、裁判長は制止しなかった。原告全面勝訴の判決が下され、政府も控訴を断念した。そして、強制隔離の国の責任を認める国会決議が満場一致で採択された。

大谷先生はその裁判の時、すでにがんの末期でスープしかとれない体だったのである。私は、大谷先生にはマスコミから逃れるように名もないビジネスホテルにお泊まりいただき、赤十字のマークの付いた車で裏口から裁判所にお連れした。私にとっても思い出深い事件であった。

大谷先生が、これほどまでに生涯をかけ、身を賭して闘ってこられたのは、やはり愛であり、ヒューマニズムであったのであろう。私の心に灯していただいた愛の灯火を、世界中の人々と共に引き継いでいきたいと願うものである。

さて、私がこれまで語り紡いできた思いを、最後に「予防医学実践の心　八ヵ条」としてまとめてみた。これは、農村医学から発した世直し運動の半世紀のひとまずの結論である。

予防医学実践の心

一、湧きいずる情熱があり
二、人一倍行動するエネルギーと
三、挫けない忍耐力を持ち
四、確固たる予防医学の理念（哲学）と
五、科学としての予防医学に裏打ちされ
六、二つとない生命の尊厳に畏敬し
七、人を愛し、社会を愛し、国を愛する心で
八、人々の求めに応じ、人々と共に生きる

読者の皆様には、最後までお付き合いくださり、心からお礼を申し上げます。感謝の気持ちで稿を閉じます。

おわりに

初校が刷りあがり「あとがき」に手を付けようとしたとき、悲しいニュースが飛び込んできた。かねてより敬愛してやまない日野原重明先生のご逝去の知らせであった。二〇一七年七月十八日、享年百五歳、聖路加国際病院の名誉院長で、医学・医療についてはもとより、生活・文化全般にわたり実に多くの業績がある。二百冊を超える著書、中でも『生きかた上手』はベストセラーとなった。講演活動も積極的にこなし、国内にとどまらず国外までも世界各地に講演して回られた。子供たちに命の大切さを教える「いのちの授業」は小学校の生徒にも分かり易く、語り掛ける様子は感動的であった。音楽や演劇にも造詣が深く、自ら作詞、作曲もされた。ミュージカル「葉っぱのフレディ」は有名である。二〇〇五年文化勲章を受章された。実に多くの人たちが多くの教えを先生からいただいている。

私は特に二つの面で深くかかわり心を揺さぶられる教えをいただいた。

一つは予防医学の分野である。人間ドックをわが国で初めて実施された先生は、成人病を「生活習慣病」と呼ぼうと最初に提案された方でもあった。先生の予防医学への想いは常に私の規範となっていた。先生の言葉の中で最も感動的な言葉を紹介したい。

健康という魚を釣る。(『いのちの言葉』日野原重明著、春秋社)

「魚を一匹くだされば、私は今日それで生きられます。しかし、私に釣りを教えてくだされば、私はいつまでも生きられます」

一つひとつの症状を治療していただくことは大事だが、その根本の生活の処方を与えていただくと健康という魚をいつも手にすることができる、という意味である。予防医学の真髄を言い表して妙である。先生は常に、患者・受診者が主人公であり医療者はサポーターであると言われていたし、看護教育にも力を入れ看護職は単に医師の指示の下で働くのでなく、独立した医療人として役割を果たすことを教えておられた。また一般の人も自分の健康についてはきちんと自分で把握すること、例えば、自分で血圧を測る事などを勧められた。私は先生が長い間理事長をしておられた日本総合健診医学会から名誉ある「日野原重明賞」をいただいた。この上ない光栄なことと感激し、今なお心の奥に感謝の思いでいっぱいである。

もう一つの分野は、二〇〇〇年に先生の発案で始まった「新老人の会」である。

超高齢社会を迎える我が国の実情に対して、高齢者自身の生き方として自立して、社会に役立つ新しい老人像を提唱し、自らも生涯現役として模範を示された。これに賛同する高齢者、準高齢者たちが全国都道府県に支部を作り、一時は一万数千人に及んだ。私は熊本支部の世話人代表を仰せつかっている。ここ数年はいのちのことをよく語られた。「いのち」は時間であると。自分にいただいた時間こそ「いのち」であり、その時間を誰のために使うか、何のために使うかがいただいたいのちの大切な時間であると。そして「創(はじ)めることさえ忘れなければ人はいつまでも若さが保てます」「歳をとること自体が未知の世界に一歩ずつ足を踏み入れていくこと。こんなに楽しい冒険はない」という言葉を残されている。

我々新老人の会の会員は会のモットーである「愛し愛されること、創(はじ)めること、耐えること」を信奉し、「子供たちに命と平和の大切さを伝えること」、とりわけ「世界平和」を強く訴えられる先生の理念を心に誓いつつ先生の後についてきたのである。

日野原先生は一貫して愛とヒューマニズムの使徒であった。このことは私の共感するところであり、私のこの著書に貫く精神であり理念でもある。亡くなられて尚更先生の偉大さが感じられる。先生はその想いや言葉を通して私たちの心に永遠に生き続けて行かれるであろう。

日野原先生に心からの感謝の言葉を述べて、「あとがき」にしたいと考える。

なお、本書の内容を見ていただいてお分かりの通り、これまでの私の来し方から見て私の今日在るのは多くの方々の存在と協力があったればこそであり、心からお礼を申し上げたい。すでに故人になった方もいる。いちいち言葉をかけることもできないので、この場を借りてお礼を申し上げる。

出版に際しては直接アドバイスをいただいた日本文化厚生農業協同組合連合会「文化連情報」

編集部の小磯明氏、寺西卓史氏、株式会社鳥影社百瀬精一社長に深く感謝申し上げる。また連載した文化連情報の記事を読んでいただき「これを本にまとめて出版しませんか」といって背中を押してくださった笛吹中央病院（山梨県笛吹市）の小林一久先生にもお礼を申し上げたい。

最後に、拙い私の半生記を読んでいただいた読者の皆さんに感謝申し上げるとともに、私の農村医学から予防医学にかけて自分の勝手な夢を追い続けた私に激励こそすれ黙ってついてきてくれた妻昌子や家族に心から礼を言いたい。

見えないところで応援して下さった方々を含め、すべての人に感謝の言葉を申し上げて終わりの言葉とする。有難うございました。

二〇一七年八月三日

小山和作

〈著者紹介〉

小山　和作（こやま　わさく）

1932年 長崎県生まれ。
1960年 熊本大学医学部卒業
1965年 同大学大学院医学研究科卒、同大学第二内科講師を経て
1974年 財団法人熊本県健康管理協会専務理事
1978年 日本赤十字社熊本健康管理センター所長、25年間同職
2003年 同職を退職して、同名誉所長。

主な著作：
「農村医学は世直し運動！」『文化連情報』日本文化構成農業協同組合連合会
『予防がいちばん』　熊本日日新聞社
『いのちの予防医学』熊日新書
『元気長寿の秘訣』オリジン社
『健康の老年学』碩文社
『健康長寿を支える高齢者健診と保健活動』（共著）ライフ・サイエンス・センター
『人間ドック健康百科』（共著）ＮＨＫ出版

〈本文中歌詞〉　JASRAC 出　1710180-701

「健康からの医学」を求めて
—農村医学から予防医学へ—

定価（本体1500円+税）

2017年 10月 17日初版第1刷印刷
2017年 10月 28日初版第1刷発行
著　者　小山和作
発行者　百瀬精一
発行所　鳥影社（www.choeisha.com）
〒160-0023 東京都新宿区西新宿3-5-12トーカン新宿7F
電話 03（5948）6470, FAX 03（5948）6471
〒392-0012 長野県諏訪市四賀 229-1（本社・編集室）
電話 0266（53）2903, FAX 0266（58）6771
印刷・製本　モリモト印刷

ISBN978-4-86265-636-0　C0047